本书由国家重点研发计划重点专项（2019YFC1710000）资助

中西医结合心脑血管慢病管理手册

主　编　朱明军

编　委　王永霞　杜廷海　刘向哲　于　瑞

　　　　王新陆　李　彬　高　原　王建茹

　　　　彭广操　谢世阳　李晓辉　赵齐飞

河南科学技术出版社

· 郑州 ·

内容提要

心脑血管疾病患病率、致残率、病死率高，是我国乃至全球严重危害人类健康的重大慢病。为了进一步提高居民对心脑血管疾病的认知并掌握更多基本的适宜技术，以达到将心脑血管疾病的防治关口前移、减轻症状、改善预后的目的，本书根据作者从事中西医结合防治心脑血管疾病多年的工作经验，参考国内外心脑血管疾病中西医研究成果，整合中西医结合防治心脑血管疾病的相关知识，针对心脑血管疾病患者最关切的问题，采用问答的形式，用通俗易懂的语言解释医学知识。本书内容丰富，科学实用，是心脑血管疾病患者居家康复的必备科普书。

图书在版编目（CIP）数据

中西医结合心脑血管慢病管理手册 / 朱明军主编 . — 郑州：河南科学技术出版社，2022.9

ISBN 978-7-5725-0835-6

Ⅰ.①中… Ⅱ.①朱… Ⅲ.①心脏血管疾病—中西医结合疗法—手册 ②脑血管疾病—中西医结合疗法—手册 Ⅳ.①R540.5-62 ②R743.05-62

中国版本图书馆 CIP 数据核字（2022）第 092757 号

出版发行：河南科学技术出版社
　　　　　地址：郑州市郑东新区祥盛街27号　　邮编：450016
　　　　　电话：（0371）65788613　65788629
　　　　　网址：www.hnstp.cn
责任编辑：邓　为
责任校对：崔春娟
封面设计：中文天地
责任印制：朱　飞
印　　刷：河南省环发印务有限公司
经　　销：全国新华书店
开　　本：720 mm×1020 mm　1/16　印张：13　字数：150千字
版　　次：2022年9月第1版　　2022年9月第1次印刷
定　　价：38.00元

前　言

　　心脑血管疾病患病率、致残率、病死率均较高，是我国乃至全球严重危害人类健康的重大慢病。《中国心血管健康与疾病报告2020》显示，我国心血管疾病现有患病人数约3.3亿，其中脑卒中1 300万，冠心病1 139万，心力衰竭890万，心房颤动487万，高血压2.45亿。心血管病死亡占我国城乡居民总死亡原因的首位，心绞痛、心肌梗死、心力衰竭1年复发加重率分别为10%、10.6%、16.9%；脑梗死、脑出血1年复发加重率分别为17.7%、32.5%。农村、城市心血管病死亡率分别为309.33/10万、265.11/10万，分别占全因死亡的45.5%、43.16%。心脑血管疾病给社会、家庭、个人带来了严重的负担，已成为一个亟待解决的公共卫生问题。如何提高居民对健康的认识，增强对疾病的防范意识，是关乎国计民生的大事，也是广大医务工作者的首要任务。

　　1972年开展的高血压与心血管疾病防治是我国开展最早的心血管疾病防控研究模式。2009年国家开始实施慢病防治计划，推动了我国慢病防控体系的建立。随着即墨模式、全民心血管健康行动（CATCH）、全民健康生活方式行动等一系列举措的开展，我国在心脑血管疾病的防治方面取得了一定的成效，但仍面临严峻的挑战，如仍存在患者自我健康管理意识不强、对心脑血管疾病的认识不足、依从性差、轻预防重治疗、危险因素控制不好等因素，以上情况在农村居民中尤为严峻。2016 年根据党的十八届五中全会战略部署，我国发布了《"健康中国 2030"规划纲要》，纲要指出，推进健康中国建设，要坚持预防为主，推行健康文明的生活方式，营造绿色安全的健康环境，减少疾病发生。强化早诊断、早治疗、早康复，更好地满足人民群众健康需求。因此，让居民正确认识心脑血管疾病，提高自我健康管理意识和能力，对心脑血管疾病实现"早发现、早识别、早诊断、早治疗、早康复"，达到降低心脑血管疾病发病率、病死率的目标，是我们撰写本书的初衷。

本书依据笔者长期中西医结合防治心脑血管疾病的经验，参考国内外心脑血管疾病中西医研究成果，整合中西医结合防治心脑血管疾病的相关知识，用通俗易懂的语言解释医学知识。本书适用于对心脑血管疾病健康知识有需求的居民朋友。因时间仓促，书中可能存在一些不足，敬请读者和同道不吝指正。

编者

2022 年 4 月

目　录

一、冠心病

1. 什么是冠心病

冠心病是冠状动脉粥样硬化性心脏病的简称，是现今最常见的一种心血管疾病，严重危害人们的身体健康。冠心病是冠状动脉狭窄、供血不足而引起的心肌功能障碍和（或）器质性病变，又称为缺血性心脏病。常见的

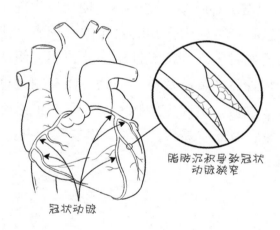

脂肪沉积导致冠状动脉狭窄

冠状动脉

症状多为胸骨后、心前区压榨性疼痛，可迁延至颈部、下颌、手臂、后背及胃部，也可表现为眩晕、气促、出汗、寒战、恶心及晕厥。严重者可能因急性心肌梗死、恶性心律失常和心力衰竭而死亡。

本病多发于中老年人，但近年来因为生活方式改变、精神压力增加等，冠心病的发病年龄趋于年轻化。因此，提高人们对冠心病的认知、识别冠心病的危险因素及急危状况，提早干预、规范救治，对于冠心病的防治具有重要意义。

2. 冠心病的常见类型有哪些

对于患者来说无论是哪种类型的冠心病都是需要引起重视的，冠心病不仅症状让人难以忍受，其发病率和病死率都很高，并且还有逐年上升趋势，这是值得注意的严重问题。世界卫生组织将冠心病分为五大类，主要如下：

（1）**心绞痛型**：表现为胸骨后的压榨感、闷胀感，伴随明显的焦虑，持续3~5分钟，常放射至左侧臂部、肩部、下颌、咽喉部、背部，也可累及右臂。用力、情绪激动、受寒、饱餐等增加心肌耗氧情况下发作的称为劳力性心绞痛，休息和含化硝酸甘油可以缓解。

（2）**心肌梗死型**：心肌梗死发生前1周左右常有前驱症状，如静息和轻微体力活动时发作的心绞痛，伴有明显的不适和疲惫。心肌梗死时表现为持续性剧烈压迫感、闷塞感，甚至刀割样疼痛，位于胸骨后，常波及整个前胸，以左侧为重。部分患者可沿左臂尺侧向下放射，引起左侧腕部、手掌和手指麻刺感，部分患者可放射至上肢、肩部、颈部、下颌，以左侧为主。

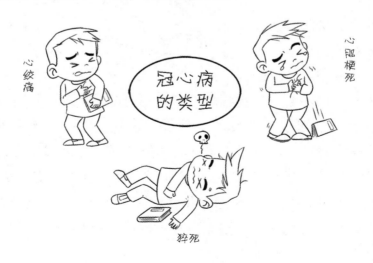

心绞痛

心肌梗死

冠心病的类型

猝死

（3）**无症状型心肌缺血：**很多患者有广泛的冠状动脉阻塞却无任何不适症状，甚至有些患者在发生心肌梗死时也无任何不适症状。部分患者是在发生了心脏性猝死，或在常规体检时发现心肌梗死后才被确诊。部分患者由于心电图有缺血表现，发生了心律失常，或因为运动试验阳性而做冠状动脉造影后才被确诊。

（4）**心力衰竭和心律失常型：**部分患者原有心绞痛发作，后由于病变广泛，心肌广泛纤维化，心绞痛逐渐减少甚至消失，反而出现心力衰竭的表现，如气紧、水肿、乏力等，以及各种心律失常，表现为心慌。也有部分患者从来没有心绞痛，而直接表现为心力衰竭和心律失常。

（5）**猝死型：**指由于冠心病引起的不可预测的突然死亡，在急性症状出现后6小时内发生心搏骤停。主要是由于缺血造成心肌细胞电生理活动异常，而发生严重心律失常导致的。

3. 冠心病的十大高危人群有哪些

（1）**中老年人：**40岁以上的人较易出现冠心病，且发病率随着年龄的增加而增加。一般来说，冠心病的男性患者多于女性，但当女性绝经之后或超过60岁，则患病危险性与男性相当。心肌梗死和冠心病猝死的发病率与年龄成正比，老年人发作的可能性较高。

（2）**高脂、高热量饮食习惯者：**经常性摄入较多脂肪、热量的人较易罹患冠心病。另外，食量大的人患病风险也较高。

（3）**高血压、糖尿病患者：**男性糖尿病患者患冠心病的概率是其他男性的2倍；女性糖尿病患者患冠心病的概率是其他女性的5倍。高血压患者的冠心病患病概率则是正常人的4倍。

（4）**高血脂患者：**高密度脂蛋白降低易引发冠心病。另外，血胆固醇含量越高，患病风险也就越高。

（5）**肥胖者：** 超过标准体重 20% 的人比正常体重的人患冠心病的风险高 3 倍。

（6）**长期吸烟者：** 吸烟者比不吸烟者患冠心病的概率至少高 2 倍，且发病率与吸烟量成正比。

（7）**脑力劳动者或久坐不动者：** 脑力劳动者患冠心病的可能性比体力劳动者大。缺乏运动者患冠心病的概率要比经常运动者高。

（8）**精神长期紧张者。**

（9）**长期服用避孕药女性：** 超过 35 岁且长期服用避孕药的女性，较采取其他避孕措施的女性更易出现冠心病。

（10）**有家族史者：** 冠心病具有明显的家族遗传性，尤其是在 55 岁以前，有冠心病家族史的人群易患冠心病。同时，有糖尿病、高血压、高脂血症家族史者，冠心病的发病率也会增加。

4. 冠心病的早期临床症状有哪些

冠心病作为一种发病率相当高的心血管疾病，严重影响了患者的生活质量。但其实，冠心病治疗的最佳时间是发病早期，若此时能察觉到病症并及时给予对症处理，能使患者痛苦减少且获益良多。冠心病在早期阶段常会出现以下不适症状：

（1）**胸闷、胸痛：** 冠心病患者出现胸闷、胸痛的状况主要是由于血管狭窄、血液流通不畅而造成的心肌氧气供给不足导致的，尤其是在进行体力劳动之后会更加明显，一般在休息一段时间后可自行恢复。胸痛时，患者会感觉到胸口有压迫感或紧绷感，好像石头压着一样，通常发生在胸部的中间或左侧。通常由劳累或情绪激动诱发，在停止活动或平静休息几分钟后疼痛会消失。在部分人群中，首发表现会以胸闷、气短、恶心、上腹痛、牙痛为主，有时会伴随咽部紧缩感、肩背部疼痛等，尤其在合并消化道症状时，往往易被误诊为消化道疾病。

（2）**心悸、心慌**：当患者听到较大的噪声、仰卧或熟睡时突然感到心悸、心慌，多需要坐起或站立休息片刻后才能够缓解。

（3）**放射性疼痛**：冠心病患者压力较大或疲惫时常会感到胸骨左侧疼痛或胸骨后疼痛，且疼痛感会向左侧手臂与肩部放射。

（4）**牙痛**：有少数冠心病患者会出现牙痛的症状，但此种情况的牙痛无牙龈红肿或龋齿发生且疼痛位置不易察觉，这种情况可能是由于冠状动脉受损后，机体将心脏异常信号传递至神经中枢并发射至有神经末梢的牙齿所导致的。

（5）**头晕、昏厥**：还有的冠心病患者会在早期阶段出现因心动过速或心动过缓而导致的头晕、昏厥的情况。

5. 冠心病的高危险因素有哪些

冠心病是一个多因致病的疾病，影响冠心病发病的危险因素多存在于我们的日常生活中，与我们的生活方式密切相关。长期缺乏运动、超重（BMI>25，BMI 指身高体重指数）、肥胖（BMI>30）的人群患冠心病的风险是正常人的 3 倍以上。罹患高血压或糖尿病，将增加患冠状动脉疾病的危险。男性糖尿病患者罹患冠状动脉疾病的概率，是其他男性的 2 倍，女性糖尿病患者罹患冠状动脉疾病的概率，则是其他女性的 5 倍。血压升高则意味着心脏需加倍做功，心脏病发作的概率也越高，高血压是冠心病的独立危险因素，高血压病患者患本病的概率是血压正常者的 4 倍。持久的精神压力是公认的冠心病的致病因素之一。脑力劳动者发病概率大于体力劳动者，经常从事有紧迫感的工作较易导致患病。冠心病具有明显的家族遗传性，若家族中有人罹患冠心病，则其本人就有患心脏病的风险。

6. 冠心病发病与人的性格有关系吗

研究表明，A型性格者冠心病发病率是B型性格的2倍，A型性格占冠心病人数的70.9%。什么是A型性格？美国心脏病专家弗里德曼和罗林曼把人的性格分为A、B两种类型。A型性格的人动作匆忙，办事的节奏快，有时间紧迫感，争强好胜，遇到困难也不罢休，对任何事情都有一种不满足感。一件事情没有做完，又去做另一件事情，四处奔忙。这种人雄心勃勃，脾气暴躁，干练利索，性格外向。他们常常为一些小事就大发雷霆，虽然有事业心，但对周围的人怀有"敌意"。另一方面，由于A型性格的人过于追求事业和功名，却常常忽视个人的健康状况，他们不会享受生活的乐趣，不懂得如何照顾自己，常使自己整天处在紧张和压力之中。恰恰相反，具有B型性格的人，他们慢条斯理，不慌不忙。随和易处，没有争强好胜的压力，紧张工作之后尚能愉快地休息。

近年来研究表明，人在生活和工作中遇到精神刺激而处于紧张状态时，特别是强烈而持久的刺激，容易使大脑皮层发生紊乱。自

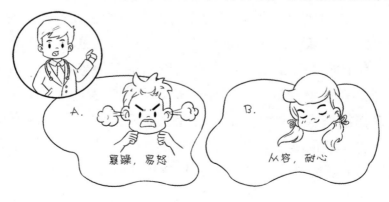

A. 暴躁，易怒

B. 从容，耐心

主神经功能失调，交感神经兴奋，儿茶酚胺分泌过多，心率加快，心肌耗氧量增加；血小板聚集增加，使血液黏滞性和凝固性增大，可导致脂质代谢紊乱，血脂增高；自主神经功能紊乱，可直接导致冠状动脉痉挛从而诱发心绞痛。因此，在生活和工作中，人们应当保持乐观的态度，使精神放松，情绪稳定，遇事不要急躁，以预防冠心病的发生。

7. 女性冠心病患者的临床特点

冠心病患病有性别差异，男性患病率比女性患病率高。近年来，女性发生冠心病的概率越来越高，该疾病在女性中的患病情况越来越受到关注。女性冠心病患者主要存在以下几个方面的临床特点：

（1）**症状不典型**：与男性不同，女性患上冠心病后并不会出现典型的临床表现。她们的很多主诉症状，包括胸闷、胸部压缩感等，经过检查之后会发现并非由冠心病引起。多数女性在冠心病发作之前，常会感觉困倦、疲乏，这可以作为女性冠心病的发病征兆。

（2）**发病年龄大**：绝经之前，女性罹患冠心病的概率低，小于45岁的女性冠心病患者数量远远不及同年龄段的男性患者。年轻女性很少会出现冠心病，而患病的原因多指向雌激素水平低下，因为雌激素的血管保护作用较好，若机体缺少雌激素，则易发生冠心病。

（3）**危险因素具女性特色**：女性冠心病的危险因素除了与男性患者共有的高血压、高脂血症之外，还包括具备女性特色的原因，如绝经、妊娠、服用避孕药、向心性肥胖、代谢综合征等。

（4）**预后较差**：女性冠心病的并发症较男性患者多，包括心力衰竭、心律失常、心脏破裂等，故病死率相对较高，总体预后情况也较男性差。

8. 冠心病的常见辅助检查有哪些

（1）**普通心电图**：大部分冠心病患者，没有症状发作时的心电图都是正常或基本正常的。所以，心电图正常不能排除冠心病。那么，冠心病心绞痛的心电图特点是什么呢？——当出现心绞痛症状时，发生暂时的 T 波倒置，或 ST 段压低（下移）；当症状消失后（经过休息或含化硝酸甘油片），心电图恢复正常。当然，少数情况下发生较严重的缺血（如时间超过 15 分钟），心电图异常可以持续较长时间（数天）。相反，患者没有明显的症状，而心电图长期的异常（多数为 T 波倒置，或伴 ST 段压低），多数不是冠心病，可能为心肌病、高血压性心脏病，也常见于正常人。有些人心电图 T 波倒置 30 多年，也没有发现什么器质性的心脏疾病。

（2）**平板运动试验**：即心电图运动试验，其诊断冠心病的准确性在 70% 左右。当然，运动试验有一定风险，有严格的适应证和禁忌证。如急性心肌梗死、不稳定性心绞痛、没有控制的高血压、心力衰竭、急性心肺疾病等属于运动试验的绝对禁忌证。

（3）**心肌核素灌注扫描**：其诊断冠心病（心绞痛）的准确性也是 70%，但确诊心肌梗死的准确性接近 100%。

（4）**冠状动脉 CT 血管成像（CTA）**：其诊断冠心病的准确性达 90% 以上，可以检测出其他检查无法发现的早期动脉硬化症。

（5）**动态心电图（Holter）**：Holter 为临床上心血管疾病常用的检查手段。主要作用为：①记录各种心律失常；②十二导联 Holter：记录无痛性心肌缺血；比较胸痛时有无 ST 段压低，以明确胸痛的性质；③胸痛时伴 ST 段抬高，有助于确诊冠状动脉痉挛（变异型心绞痛）。

（6）**超声心动图**：超声心动图是诊断心脏疾病极其有价值的一

项检查。可以确诊或排除多种器质性心脏病（先天性心脏病、风湿性心脏病、心肌病）。冠心病心绞痛：绝大多数患者超声心动图是正常的；急性心肌梗死、陈旧性心肌梗死：有明确的室壁运动异常，超声心动图可以确诊这两类疾病。

9. 冠心病心绞痛的治疗药物有哪些

冠心病心绞痛的药物治疗包括发作时的治疗和缓解期的治疗。发作时可使用作用较快的硝酸酯制剂，如硝酸甘油和硝酸异山梨酯，病情发作时立即在非站立状态下舌下含服1片，心绞痛症状一般会在2~3分钟内缓解，可帮助患者暂时度过发作期。缓解期即平时不发作心绞痛时，需使用作用持久的抗心绞痛药物和中药，防止心绞痛发作，可单独选用、交替应用或联合应用以下药物：

（1）硝酸酯制剂：如硝酸异山梨酯、5–单硝酸异山梨酯、长效硝酸甘油制剂等。这类药物可扩张血管，同时改善心脏血供。

（2）β受体阻滞剂：包括美托洛尔、阿替洛尔、比索洛尔、卡维地洛等。可减慢心率，降低血压，减轻心脏负荷、减少氧耗量，从而缓解心绞痛的发作。

（3）钙通道阻滞剂：如维拉帕米、硝苯地平、地尔硫䓬等。本类药物抑制心肌收缩，减少心肌氧耗；扩张冠状动脉，解除冠状动脉痉挛，改善心内膜下心肌供血；扩张周围血管，降低动脉压，减轻心脏负荷。

（4）抗血小板药物：如阿司匹林、氯吡格雷等。此类药物能在一定程度上抑制血小板聚集，预防冠心病的进一步发展。

（5）他汀类药物：如阿托伐他汀、瑞舒伐他汀等，此类药物主要是降低血清胆固醇水平及低密度脂蛋白胆固醇水平，稳定斑块，可以用来预防心脑血管疾病。

（6）中药治疗：心绞痛的中医证型分为寒凝心脉、痰浊壅盛、气滞血寒、心肾亏虚等。中医会针对各种证型对症给予汤剂或中成药治疗。中药具有补益心气、活血化瘀、改善冠状动脉血供和心肌代谢、促进冠状动脉侧支循环形成、调脂调压等综合作用，可明显改善患者的整体状况。

上述药物并不是每一个患者都适用，有的患者可能会有以上药物的禁忌证。因此，以上药物需要在医生指导下服用。

10. 冠心病 "ABCDE" 的治疗方案是什么

A：抗血小板治疗（阿司匹林、波立维等）/抗心绞痛（硝酸酯类药）。

B：血压控制。

C：戒烟、血脂控制。

D：糖尿病控制。

E：教育 / 锻炼。

11. 冠心病患者用药有哪些注意事项

（1）切忌骤然停药：长期服用盐酸普萘洛尔（心得安）的冠心病患者，不可骤然停药，否则会使心绞痛加剧甚至发生心肌梗死。

（2）伴有其他疾病的患者慎用这些药：伴有低血压、心动过缓、慢性肺源性心脏病、慢性支气管炎、心功能不全、哮喘的冠心病患者，忌用或禁用盐酸普萘洛尔。因为盐酸普萘洛尔兼有降血压和抗心律失常的作用，只适用于伴有高血压或心动过速的冠心病患者。

伴有青光眼的患者，慎用或忌用硝酸甘油。伴有肝病的冠心病患者，忌用盐酸普萘洛尔、阿普洛尔、氧烯洛尔、噻吗心安等。心动过速者忌用心宝丸，心动过缓者忌服活心丸。

（3）**心绞痛发作时忌直立位含药**：患者心绞痛发作时，应立即在舌下含1片硝酸甘油或适量速效救心丸，含药时不能站立，以免突然晕厥而摔倒，应处于平卧位。

（4）**忌随意加减药量**：有些患者治病心切，擅自加量，结果欲速则不达。如硝酸甘油是缓解心绞痛的速效药，如果在短时间内连续服好几片甚至几十片，结果不仅疗效不佳，反而加剧疼痛，导致低血压，产生耐药性，或者发生冠状动脉痉挛。

（5）**忌自作主张随意联合用药**：盐酸普萘洛尔合并维拉帕米，可引发心动过缓、低血压、心力衰竭，严重者可导致心搏骤停；洋地黄和维拉帕米合用，则可会发生猝死。

12. 预防冠心病的五大处方是什么

（1）**药物处方**：对于冠心病患者而言，药物治疗至关重要。需要长期规律服用防治冠心病的药物，并定期进行随访。

（2）**运动处方**：运动可增强免疫力也能改善心血管功能，但要循序渐进、持之以恒。需遵守"1357"原则，1是指每天坚持运动一次，3是指每次有氧运动30分钟以上，5是指每周坚持运动5次，7是指运动后心率控制在不超过170—年龄。

（3）**心理处方**：焦虑、抑郁、大喜大悲都会增加心肌耗氧量，诱发心肌缺血；急躁等情志活动会增加血管收缩，损伤内皮，可诱发心绞痛发作或导致心肌梗死，甚至猝死。对于冠心病患者需保持良好的情绪，学会自我心理管理，保持乐观情绪。患者家属应理解、支持或适度地引导患者建立起健康的心理。

（4）饮食处方：冠心病患者应坚持食物多样性，多吃谷物，多吃蔬果奶类及大豆，适量吃鱼肉禽蛋类，少油少盐控糖限酒，吃动结合，吃饭七分饱。

（5）戒烟处方：戒烟是指不能吸烟，也不能吸二手烟、电子烟。吸烟会增加心血管疾病尤其是冠心病的发生概率，所以要远离烟草，保持健康先从戒烟做起。

13. 中医怎样认识冠心病

"冠心病"是现代医学病名，中医学中并无这三个字的记载，历代中医大家多根据患者典型的临床表现，将其归属于中医学"胸痹""心痛"等病症范畴。

《灵枢·五邪》指出"邪在心，则病心痛"。《灵枢·厥病》谓"真心痛，手足青至节，心痛甚，旦发夕死，夕发旦死"。《诸病源候论》曰"寒气客于五脏六腑，因虚而发"。《诸病源候论·心痛候》言"若诸阳气虚，少阴之经气逆，谓之阳虚阴厥，亦令心痛"。《灵枢·经脉》中提出："心手少阴之脉，起于心中……是动则病嗌干心痛。"《金匮要略·胸痹心痛短气病脉证治》指出："夫脉当取太过不及，阳微阴弦，即胸痹而痛，所以然者，责其极虚也。""阳微"则指阳气虚少，"阴弦"则代表寒邪气盛，说明阳虚阴盛、寒凝经脉是胸痹发生的主要病因病机之一。《太平圣惠方》在"治卒心痛诸方""治久心痛诸方""治胸痹诸方"等篇中，收集了大量治疗胸痹、心痛的方剂，其制方多选芳香、温通、辛散之品，畅通心脉以治标，配伍益气、养血、滋阴、温阳之品，兼顾其虚以治本，为现代中医治疗本病的组方提供了重要的借鉴。

　　当代中医学者们认为，本病病位在心，涉及肝、脾、肾等脏。病机有虚实两个方面，痰阻、寒凝、气滞、血瘀为标，痹阻胸阳，阻滞心脉，不通则痛；心、肾、肝、脾四脏功能低下，出现气虚、阴虚、阳虚为本，致心脉失养，不荣则痛。在治疗上则根据本病发作时的特点，发作期以治标为主，缓解期以治本为主，或者根据虚实标本的主次，兼顾同治。一般治本宜补，治标宜通。患者心绞痛发作频繁时，当"急则治其标"，多用通法止痛，即气滞宜调，血瘀宜逐，痰浊宜豁，寒凝宜温。当病情稳定时，"缓则治其本"，多用扶正培本的补法，即气虚者补气，阴虚者滋阴，阳虚者温阳，其中又以补脾、补肾为主。初病及年轻体壮者，宜通宜散，久病及年老体弱者，宜补宜和。做到温而不燥，活而不破，补而不滞，滋而不腻。这样，才能祛除病因，调和气血，畅达血脉，恢复脏腑功能，从而解除病痛。

14. 中医对冠心病心绞痛的辨证治疗

　　（1）心血瘀阻证：

　　特点：胸痛以固定性疼痛为特点，症见面色紫暗，肢体麻木，口唇紫暗或暗红，舌质暗红或紫暗，舌体有瘀点、瘀斑，舌下静脉紫暗，脉涩或结代。

　　治疗原则：活血化瘀、通络止痛。

　　治疗方药：冠心2号方(川芎、赤芍、红花、降香、丹参)加减。

　　中成药：可选用精制冠心片、复方龙血竭胶囊、地奥心血康软胶囊、冠心舒通胶囊等。

　　（2）气滞血瘀证：

　　特点：胸痛以胸闷胀痛，多因情志不遂诱发为特点，症见善太息，脘腹两胁胀闷，得嗳气或矢气则舒，舌紫或暗红，脉弦。

治疗原则：行气活血、通络止痛。

治疗方药：血府逐瘀汤（桃仁、红花、当归、生地黄、牛膝、川芎、桔梗、赤芍、枳壳、甘草、柴胡）加减。

中成药可选用血府逐瘀胶囊、冠心丹参滴丸、心可舒片、乐脉丸、银丹心脑通软胶囊等。

（3）痰浊闭阻证：

特点：胸痛以胸闷痛为特点，症见痰多体胖，头晕多寐，身体困重，大便黏腻不爽，舌苔厚腻，脉滑。

治疗原则：通阳泄浊、豁痰开结。

治疗方药：瓜蒌薤白半夏汤（瓜蒌、薤白、半夏、白酒）加减。

中成药可用丹蒌片。

（4）寒凝心脉证：

特点：胸痛以猝然心痛如绞、感寒痛甚为特点，症见形寒肢冷，冷汗自出，面色苍白，心悸气短，苔薄白，脉沉紧。

治疗原则：温经散寒、活血通痹。

治疗方药：宽胸丸（荜茇、高良姜、细辛等）加减。

中成药可选用冠心苏合丸。

（5）气虚血瘀证：

特点：胸痛以胸痛胸闷、劳则诱发为特点，症见气短乏力，身倦懒言，心悸自汗，面色淡白或晦暗，舌胖淡暗，脉沉涩。

治疗原则：益气活血、补虚止痛。

治疗方药：八珍汤（党参、白术、茯苓、甘草、当归、生地黄、赤芍、川芎、桃仁、红花、丹参）加减或双和散（党参、茯神、制远志、丹参、鸡血藤、没药、琥珀、香附、石菖蒲）加减。

中成药可选用通心络胶囊、芪参益气滴丸、养心氏片、正心片、脑心通胶囊等。

（6）气阴两虚证：

特点：胸痛以胸闷隐痛、遇劳则甚为特点，症见气短口干，心悸倦怠，眩晕失眠，自汗盗汗，舌胖嫩红少津，脉细弱无力。

治疗原则：益气养阴、活血通络。

治疗方药：生脉散 (党参、麦冬、五味子、黄芪、炒白术、茯苓、甘草) 加味。

中成药可选用参松养心胶囊、益心舒丸。

（7）心肾阴虚证：

特点：胸痛以疼痛时作时止为特点，症见腰膝酸软，心悸失眠，五心烦热，口燥咽干，潮热盗汗，舌红少苔，脉细数。

治疗原则：滋阴清热、养心安神。

治疗方药：方选左归饮 (熟地黄、山药、枸杞子、炙甘草、茯苓、山茱萸) 加减。

中成药可选用心元胶囊。

（8）心肾阳虚证：

特点：胸痛以胸闷痛、遇寒加重为特点，症见畏寒肢冷，心悸怔忡，自汗神倦，面色白，便溏，肢体浮肿，舌淡胖，苔白，脉沉迟。

治疗原则：补益阳气、温振心阳。

治疗方药：参附汤合右归饮 (人参、附子、桂枝、熟地黄、山茱萸、山药、枸杞子、杜仲) 加减。

15. 心绞痛发作时常用中成药有哪些

心绞痛发作时，中医药干预能够缓解胸痛症状，改善心功能和生活质量。一般可选用速效救心丸，10~15 粒 / 次，舌下含服，以行气活血，祛瘀止痛；复方丹参滴丸，5~10 粒 / 次，舌下含服，以活血化瘀，理气止痛。胸痛兼畏寒肢冷患者，可选用麝香保心丸，2~4粒/次，舌下含服，以芳香温通，益气强心；宽胸气雾剂，将瓶倒置，喷口对准口腔，喷2~3次，具有温通效果。

16. 中医治疗冠心病有哪些特点

随着现代医学的快速发展，尤其是经皮冠状动脉介入治疗术（PCI术）等血运重建技术的广泛应用，现代医学治疗冠心病取得了巨大的进步，其短、效、快的优点，已成为诸多患者的福音。中医药在治疗冠心病上也具有一定优势。

中医治疗冠心病具有的优势突出表现为以下三个方面：

（1）注重临床观察，善于缓解症状。

（2）多环节、多靶点地进行整体治疗。

（3）降低风险因素，优化疾病预后。

17. 冠心病患者如何按季节进行中医调养

《黄帝内经》中曰"顺四时而适寒暑""服天气而通神明""逆之则灾害生，从之则苛疾不起"。因此，遵循四季的自然变化规律而养生是中医调治疾病的重要理念和观点。针对冠心病而言，在一年四季中需遵循以下规律：

（1）**春天：**春季气机升发，此时人也一样，气血经肝气的疏调走于外。冠心病患者经过一个冬季的蛰伏，在春季可以适当早起，走出户外，适度活动，以适应气候的变化。但初春时节，天气乍暖还寒，减少衣物、户外活动等要循序渐进，避免感冒或受凉后诱发。根据时令，多食一些野菜、竹笋、韭菜、香椿等当季食物，以长养肝气，排出体内毒素。

（2）夏天：夏季内应于心，心主血脉，其液为汗。夏天我们的气血都走到了体表，毛孔开张，因而汗出较多，以利暑热的排出。冠心病患者夏天一定要多喝水，主动喝水，及时补充盐分，特别是老年人一定要做到这点。盛夏炎热难耐，一方面要注意防暑降温，避免长时间暴露在高温中引发心血管意外；另一方面要保持情绪的平稳，不要使情志过激，以保持心神的饱满。如果汗出过多，则容易损伤心气，导致胸闷、心慌等心气不足症状，可用西洋参、麦冬、五味子等冲泡代茶饮。

（3）秋天：秋天自然界景象因万物成熟而平定收敛。此时秋高气爽，湿气减少，气候变燥。树木因此枯黄落叶，人们应该保持津液，养护自身，等待冬天的到来。人体也要将津精收敛，适宜吃些养阴润燥、滋阴润肺的食物，如百合粥、杏仁粥、秋梨膏等。对于冠心病患者来说，秋季最应注意预防便秘，因为大便干结的患者，极容易在排便时因过于用力而诱发心脑血管意外的发生。

（4）冬天：冬季草木凋零，水寒成冰。冠心病患者此时也应顺应天地闭藏之势，早睡晚起，不要过分地扰动阳气，尤其应待日出后再活动，而且以室内为宜。外出时应注意防寒保暖，室内室外温差较大或突然的寒冷刺激容易诱发心脑血管病等意外。中医认为头为诸阳之会，因此尤其应注意头部的保暖。

18. 冠心病患者如何进行辨证施膳

健康的饮食包括全谷物、蔬菜、水果、大豆及其制品、奶类及其制品、鱼肉、坚果、饮水（饮茶）等，非健康饮食包括过多的畜肉、烟熏肉、盐、糖、油脂等。合理膳食摄入可降低心血管疾病风险。保证每天摄入 500g 蔬菜，每天摄入至少 250g 新鲜水果（糖尿病患者结合血糖水平进食适量升糖指数比较低的水果）；谷物 250~400g，适量摄入大豆、坚果类，每天不超过 50g；每天饮用 300g 鲜奶或相当量的奶制品（奶粉 30~36g）；控制畜禽肉的摄入量，每天不超过 75g；适量饮茶；食用油控制在 25g/ 天；食盐摄入低于 6g/ 天。

中医食疗以辨证施膳为原则，根据证候、体质、季节、地域等差异，制订个体化的饮食指导。推荐加用中医体质辨识下的饮食干预，以降低心绞痛积分，提高生活质量。平和质适当调节气血，饮食均衡；气虚质应益气健脾；阳虚质宜温脾补肾；阴虚质宜补益肝肾；痰湿质宜化湿健脾；湿热质宜清热利湿；气郁质宜疏肝解郁；血瘀质宜活血化瘀，适当配合疏肝理气之品；特禀质宜调养先天，培补后天。

19. 冠心病患者如何进行中西医结合运动

对稳定型心绞痛患者，通过合理运动能缓解症状、改善心血管功能、提高生活质量、降低发病率及死亡率等。运动应遵循因人而异、循序渐进、实用有效、全面系统、安全可行的原则。目前相关指南推荐的运动频率是 5~7 次 / 周，时间 30~60 分钟 / 次，强度以静息心率提高 20~30 次 / 分为宜，形式以有氧运动为主。

中医运动疗法是将意、气、形相结合的整体运动，具有调理脏腑经络气血，促进身心健康的作用。常见的运动形式有太极拳、八段锦等。推荐加用太极拳的运动干预，以提高生活质量，减少心绞痛发作次数和主要心血管不良事件。推荐加用八段锦的运动干预，以减少心绞痛发作次数和持续时间，提高生活质量。选用国家体育总局版 24 式太极拳或国家体育总局版八段锦进行运动时，每次运动 30~60 分钟，每周 5 次以上，根据个人耐受情况适当调整运动方案。

20. 冠心病患者如何用中医药进行体重管理

体重管理包括合理膳食、增加体力活动、药物和外科手术治疗等多种手段。合理膳食联合运动干预是最基础的治疗方式。以身高体重指数（BMI）控制在18.5~23.9，腰围控制在男性≤90cm、女性≤85cm为目标。

在遵循上述原则的基础上推荐中药及适宜技术治疗。对于气虚血瘀兼痰浊证的稳定型心绞痛合并肥胖患者，建议加用益气化痰活血治法的中药复方及针刺、艾灸、拔罐等方面的体重干预，以提高生活质量、降低身高体重指数及提高疗效。研究表明，对于痰瘀互结型稳定型心绞痛合并肥胖患者，常规西药联合宣痹祛痰方治疗效果明显。另有研究表明中药复方以温阳益气、健脾和胃、渗湿化痰为主要治法，针刺气海、关元、天枢、中脘、足三里等主穴，以及应用艾灸、拔罐等外治法对肥胖均有较好的疗效。

21. 中医药哪些疗法可以帮助冠心病患者戒烟限酒

吸烟和二手烟暴露是导致心血管疾病的主要因素之一，饮酒不利于健康。应彻底戒烟并远离二手烟的环境；不建议饮酒，不能戒酒者应严格控制饮酒量（成年男性饮用酒精量≤25g/天，成年女性饮用酒精量≤15g/天）。

中医药治疗烟酒依赖的证据相对较少。建议加用针刺、耳穴埋豆、中药等戒烟戒酒方法改善烟酒依赖，远期疗效有待进一步研究证实。《稳定性冠心病中西医结合康复治疗专家共识》指出：鱼腥草、远志、地龙、藿香、薄荷代茶饮；针刺选择甜美、足三里、合谷、列缺、百会等穴位；耳穴埋豆选择肺、神门、口、皮质下可以辅助戒烟。另有研究结果提示中药复方治疗戒烟,初期当以理气清热、止咳利咽为主,久病则以益气生津、祛痰养络为主。戒酒研究结果提示:耳穴埋豆应选择口、胃、皮质下、内分泌、神门、咽喉、肝等,针刺应选择脾俞、肝俞、肾俞、内关、列缺、神门、足三里等,艾灸应选择蠡沟及应用中药辅助。

22. 中医药可以帮助冠心病患者进行情志调理吗

精神心理问题是公认的心血管疾病危险因素,也是导致患者症状频发、生命质量下降和预后不良的重要原因。情志轻度异常,可予健康教育、心理疏导、运动及放松训练等;中度异常者,建议精神心理科评估及干预;重度异常者需要专科住院治疗。

调畅气机、疏肝解郁、移情易性是中医治疗情志问题的基本原则。对于气滞兼蕴热证的稳定型心绞痛合并焦虑患者,加用柴胡加龙骨牡蛎汤加减的情志干预,以提高总有效率及心绞痛疗效,增强心脏功能,降低中医证候积分,减轻焦虑。对于气滞血瘀证的稳定型心绞痛合并焦虑患者,加用柴胡疏肝散加减的情志干预,以提高硝酸甘油停减率,提高中医症候疗效,减轻焦虑。对于心血瘀阻证的稳定型心绞痛合并抑郁患者,加用冠心舒通胶囊的情志干预,以提高心绞痛疗效,增强心脏功能,提高中医症候疗效,减轻抑郁。对于痰浊闭阻证的稳定型心绞痛合并焦虑患者,加用温胆汤加减的情志干预,以提高硝酸甘油停减率,降低中医症状评分,减轻焦虑。此外,推荐的常用中药复方有半夏厚朴汤、血府逐瘀汤、丹栀逍遥散、平胃散、甘麦大枣汤、补中益气汤、归脾汤、天王补心丹、四物汤、肾气丸等,中成药如舒肝颗粒、舒肝解郁胶囊、乌灵胶囊、精乌胶囊等,以及运用五行音乐、情志相胜及针刺疗法等方法辨证施治。

23. 中医药怎么治疗冠心病患者出现的睡眠障碍

失眠（<6 小时）和睡眠过多（>9 小时）是年龄 >35 岁且无心脏病史成年人发生冠心病的独立危险因素。睡眠障碍应首先查找病因，早期给予有效的预防和控制。

中药足浴有安神、活络舒筋、祛风驱寒、理气及活血等作用。开天门疗法能够加快入睡，提高睡眠质量。对于稳定型心绞痛合并失眠患者，加用中药足浴联合开天门疗法的睡眠干预，可以降低心绞痛再发，提高睡眠质量。中药足浴药物组成有薤白、瓜蒌、半夏、白胡椒、细辛、丹参、乳香、没药、冰片；温度根据病情及患者耐受情况控制在 35~45℃，浸泡 30 分钟，每天 1 次。

开天门疗法具体操作步骤为：患者取坐位或仰卧位，由印堂向上推至上星 3 次，由印堂斜上推至头维 36 次，攒竹抹至丝竹空 36 次，交替梳理头额太阳经 10~20 次，叩击印堂和百会各 36 次，揉太阳 10 次，轻拍前额至太阳、额顶至百会 3 次，按摩风池（双）及肩井（双）各 8~10 次。每次 20 分钟，每天 1 次。此外，常用中药复方有龙胆泻肝汤、交泰丸、归脾汤、天王补心丹等，中成药有柏子养心丸、天王补心丹、朱砂安神丸、归脾丸、甜梦口服液等。

24. 常用的治疗冠心病患者的中医适宜技术有哪些

（1）针刺：针刺治疗，可以降低心绞痛发作频率和提高心电图改善率，提高疾病总治疗率，提高生活质量。针刺时以双侧通里与双侧内关为主穴，配穴可辨证取穴。每次 30 分钟。有出血倾向、皮肤感染、破损等禁忌证者避免应用。

（2）**穴位贴敷**：对于气滞血瘀证、气虚血瘀证、气虚痰瘀证的稳定型心绞痛患者，用穴位贴敷疗法，可以提高临床总有效率、提高心电图疗效、缩短心绞痛持续时间、降低中医证候积分。气滞血瘀证加用冰片、当归、川芎、丹参、牡丹皮、桃仁、桂枝、苏木、红花、䗪虫、乳香、没药、延胡索等中药。气虚血瘀证和气虚痰瘀证加用人参、黄芪、丹参、红花、川芎、降香、荜茇、细辛、水蛭、冰片等中药。选取内关（双）、心俞（双）、膻中、阿是穴、厥阴俞（双）为主穴，也可敷脐治疗。每次4~6小时，一日1次，有药物过敏、皮肤破损等禁忌证者避免应用。

（3）**离子导入**：对于心血瘀阻证的稳定型心绞痛患者，加用中药离子导入治疗，可以提高心电图及心绞痛疗效。选用心俞（双），选择当归、丹参、红花、桃仁、钩藤、络石藤、羌活等药物，每次进行30分钟，有起搏器植入、药物过敏等禁忌证者避免应用。

（4）**热罨包外敷**：热罨包外敷是将中药药性通过穴位透入经络而起到温经止痛、活血行气的一种外治方法。对于阳虚血瘀证的稳定型心绞痛患者，加用热罨包治疗，可以降低中医证候积分，改善心绞痛症状。选取双侧内关及心前区部位，选择丹参、川芎、延胡索、附子、肉桂、吴茱萸等药物，每次20分钟，一日2次，有药物过敏、感觉神经功能障碍等禁忌证者避免应用。

（5）**艾灸**：艾灸具有温经通络、活血化瘀、回阳固脱等功效。对于寒凝心脉证、气滞血瘀证的稳定型心绞痛患者，用艾灸治疗，可以提高心绞痛疗效、总有效率、硝酸甘油停减率及中医症候疗效。寒凝心脉证选心俞、厥阴俞、膻中、巨阙、内关、三阴交等穴，气滞血瘀证选神阙、内关（双）、太冲（双）、血海（双）等穴，每穴灸治30分钟，有热性疾病、阴虚火旺等禁忌证者避免应用。

二、心肌梗死

1. 什么是心肌梗死

心肌梗死是在冠状动脉病变的基础上发生冠状动脉血供急剧减少或中断，以致相应心肌发生持久而严重的心肌缺血，引起部分心肌缺血性坏死。心肌梗死最常见的症状是胸痛，其部位、性质与心绞痛一样，但持续时间长，能持续 30 分钟以上，含服硝酸甘油不能缓解。胸痛的程度比心绞痛明显，但胸痛与梗死的轻重不完全相关。心肌梗死的症状还可表现为晕厥，即突发短暂性的意识丧失，有些患者可表现为恶心、呕吐等消化道症状；也可能表现为呼吸困难，平卧时加重，被迫取坐位，伴咳嗽、大汗淋漓，甚至表现为休克或猝死；约有 10% 的患者可完全没有症状，心电图提示有陈旧性心肌梗死。

2. 心肌梗死典型表现是什么，一定会有胸痛吗

急性心肌梗死是对人类健康最具有威胁性的疾病之一，发病率有升高和年轻化趋势。50% 的死亡发生在心肌梗死后 1 小时之内，

其主要临床表现是：

（1）**疼痛**：突发胸骨后或心前区疼痛，多无明显诱因，程度较重，持续时间较长，多在半小时以上，可达数小时或数天，休息或含服硝酸甘油多不能缓解，患者常伴有烦躁不安、大汗、恐惧或有濒死感。

（2）**胃肠道症状**：疼痛剧烈时常伴随恶心、眼凸和上腹胀痛，肠胀气也较多见，重症者可发生呃逆。

（3）**全身症状**：一般在疼痛发生后 24~48 小时出现发热、心动过速、白细胞增高和红细胞沉降率增快等，体温一般在 38℃左右，很少超过 39℃，持续 1 周左右。

（4）**心律失常**：在发病的 1~2 周内，尤其在 24 小时内，75%~95%的患者出现各种心律失常，以室性心律失常最多见，房室传导阻滞和束支传导阻滞也较多见。可伴有乏力、头晕、晕厥等症状。

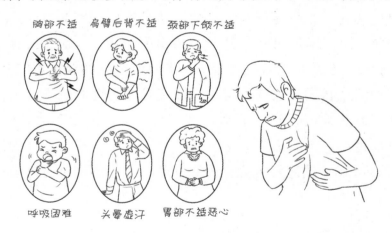

（5）**低血压和休克**：疼痛时血压下降常见，但未必是休克。如疼痛缓解而收缩压仍低于 80mmHg，并有烦躁不安、面色苍白、皮肤湿冷、脉细而快、大汗淋漓、尿少（每小时少于 20 毫升）、反应迟钝，甚至晕厥者则为休克表现。多发生于起病后数小时至 1 周内。

（6）**心力衰竭**：主要为急性左心衰竭，发生率为 32%~48%，表现为呼吸困难、咳嗽、发绀、烦躁，严重者可发生肺水肿、咯粉红色泡沫痰等，随后可出现右心衰竭表现；而右心室梗死者一开始即为右心衰竭表现，伴血压下降。

总之，心肌梗死以突发胸痛为最常见的症状。但是在心肌梗死患者中经常会出现不典型的症状，如后背痛、胸闷、憋气、牙痛、乏力等。需注意的是，有的患者甚至无明显症状，在因其他疾病就医时才发现曾经患过心肌梗死，在糖尿病患者及老年人中较常见。因此不能认为没有胸痛就没有心肌梗死。

3. 急性心肌梗死的危害有哪些

首先要明确，急性心肌梗死是一种可以短时间危及生命的心血管疾病。患者的存活时间和后期生活质量取决于急性心肌梗死的具体情况和是否能得到及时的治疗和护理。心肌细胞是组成心脏最基础的部位，人的左心室大约包含了20亿~40亿个心肌细胞，而一次心肌梗死在几个小时内就可导致5亿~10亿个心肌细胞凋亡。需要明白的是，已经凋亡的心肌细胞凭借现有的医学手段是无法恢复的。这就造成了急性心肌梗死患者的心脏供血不足，不能满足人们日常生活的需求。此外，急性心肌梗死会诱发多种危害健康和生命的并发症。所以，急性心肌梗死不只威胁人们的生活质量，还会危害人们的生存。

假如我们把人体看成一个群体，把心脏当作这个群体所能生产的"粮食"，现在心肌细胞的凋亡就意味着这个群体的粮食减产，不能满足群体内人员的需求，导致生活水平下降。群体内人员"吃不饱"就会产生争抢、打砸等问题，这就是并发症的产生。甚至如果心肌细胞短时间内的大量凋亡，群体的"粮食"绝收，就意味着群体内人员会"饿死",这就是心肌梗死所致的猝死。

4. 心肌梗死意想不到的信号（非典型症状）有哪些

我国心肌梗死患者最常见的临床表现是持续性胸痛和大汗，急性心肌梗死常以胸痛为首发症状，但在临床上，无胸痛的患者约占1/6，且危险性更高。这类无痛性心肌梗死，究竟有哪些意想不到的信号，又该如何及时发现呢？

（1）**牙痛**：牙痛程度与口腔科专科检查结果不相符后，应考虑是否是由于心肌缺血导致的牙齿牵涉痛，该类牙痛多在劳累或情绪激动后加重，牙痛位置往往不明确，左侧较常见，口服止痛药多无效，但服用硝酸甘油可迅速缓解。

（2）**胸部束缚感**：胸口被胶带缠绕，有束缚感。

（3）**双耳突聋**：听力突然下降，可能与心血管堵塞有直接关系。

（4）**头晕、头痛**：高危人群经常或长期头晕头痛。

（5）**脐周疼痛**：急性下壁心肌梗死患者的典型表现中多伴有消化道不适症状。

（6）**脚底疼痛**：脚底针刺样疼痛。

（7）**左上肢无力**：通过手术或药物治疗后，症状随之消失。

（8）**左腿酸麻胀痛**：对于高危人群，要高度怀疑心血管问题。

（9）**突然变懒、乏力**：高龄老人当中此症状较常见。

（10）没有明显诱因突然出现恶心、呕吐，面色苍白，出冷汗、四肢发凉等。

（11）近期不明原因出现血压下降，并持续无增高等。

心肌梗死非典型症状种类繁多，心脏报警的途径也千变万化，特别是糖尿病患者或老年患者痛觉敏感性下降，心肌梗死症状极不典型。无痛性心肌梗死患者若不及时就诊，会加大心肌梗死后心脏破裂、休克等严重心肌梗死后并发症的风险。如果突发某些症状，在常规检查不能解释的情况下，要高度重视心脏疾病的筛查，不要拖延，尽早选择就近医院及时检查及治疗。

5. 如何自我诊断是否得了急性心肌梗死

从血管闭塞到心肌坏死直至死亡，有一个时间差，最佳抢救时间是发病后 1 小时之内，最高时限是不超过 12 小时，时间越早，效果越好。所以，要学会自我诊断是否得了急性心肌梗死，为自己赢得最佳的抢救时机。可以从以下几个方面判断：

（1）先兆症状：心绞痛发作次数较之前频繁，疼痛持续时间长，疼痛程度重，轻微活动甚至休息状态下也可出现心绞痛，含服硝酸甘油效果不明显，常伴有出汗现象，疼痛发作时烦躁不安。上述为急性心肌梗死的典型症状，但仍有 40% 的急性心肌梗死患者症状并不典型。如出现以下几点就有急性心肌梗死的可能：①老年人突然出现不明原因的呼吸困难、咳嗽、咯泡沫样痰等急性左心衰竭症状；②精神不振、嗜睡、烦躁、头晕、恶心、呕吐或腹泻等感

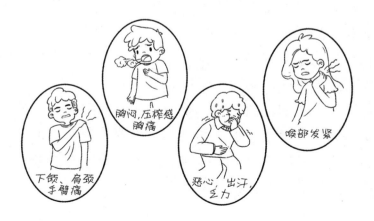

冒或胃肠道症状；③无心前区疼痛等不适，而表现为牙痛、胃部不适、左侧肩部酸痛等，常被误诊为牙周炎、胃炎、关节炎等而贻误抢救时机。

（2）**特殊症状**：急性心肌梗死有四大特点：①心前区心绞痛剧烈，难以忍受，常伴有烦躁不安；②心绞痛持续时间超过 15 分钟，有的可达半小时或更长；③休息后心绞痛不减轻；④舌下含服硝酸甘油片后心绞痛不缓解。

（3）**检查**：结合心电图和实验室检查即可确诊。

6. 心肌梗死急救"三件宝"关键时刻如何选择

"时间就是心肌，时间就是生命"，面对突发心肌梗死时，正确服用急救药物能够为治疗争取更多的时间。我们常说的心肌梗死急救的"三件宝"是指阿司匹林、硝酸甘油及麝香保心丸，它们都是心血管疾病预防、治疗和急救的常用药，许多人常分不清它们之间的区别，在突发心肌梗死或心绞痛急救时不知该怎么选择。下面就来给您讲讲。

（1）**阿司匹林**：血小板聚集是血栓形成的核心步骤，而阿司匹林具有不可逆的抑制血小板聚集的作用，因而能够防止斑块破裂时血小板聚集形成血栓，从而有效预防急性血栓事件。

但阿司匹林不是即刻起效的！它是通过抑制血小板活性来达到减少血栓形成的目的。而血小板每天都有新的产生，所以我们必须每天服用一定的剂量（通常是 100mg）才能抑制它的活性，达到稳定的效果。如果发生了急性心肌梗死，想要达到马上抑制血小板的目的，那就需要一次服用 300 mg 阿司匹林，而且必须要嚼服！只有破坏了"肠溶的膜"，才能即刻吸收。

但是对于血压在 180/110mg 及以上的人来说，脑出血的风险非常高，如果服用了阿司匹林减少血小板聚集，血液不容易凝固，出血的风险就进一步增大，这时要慎用阿司匹林。对于有其他活动性出血（如主动脉夹层、胃出血、脑出血）、蚕豆症的患者禁用。

（2）硝酸甘油：目前临床应用最广泛、最有效的短效抗心绞痛化学药品，可以扩张冠状动脉，增加冠脉供血，同时也能扩张其他外周的动脉和静脉，减轻外周血管的阻力，减轻心脏负担，从而减少心脏对氧气和营养的需求。

出现心绞痛症状时，立即舌下含服 1 片，一般 2~3 分钟起效。如果 5 分钟后症状仍不能缓解，可再次含服 1 片，最多只能连续应用 3 次。但是，如果 15 分钟内药量已经达到 3 片，症状不见好转，应立即呼叫急救电话"120"。

由于硝酸甘油有扩张血管的作用，服用后会引起血压下降，患者可能会因脑供血不足而出现眩晕。因此，建议最好是靠坐在沙发或椅子上服药。需要注意一下血压，如果血压已经低于 90/60mmHg，就不能服用，因为血压过低会导致心、脑、肾供血不足，引发更严重的后果。部分患者服用后，可出现面色潮红、头痛、心慌等副作用，需要特别注意。

（3）麝香保心丸：是在中医治疗胸痹心痛的名方——苏合香丸的基础上改进和研制而成的，具有芳香温通、行气止痛、益气强心的功效，有快速扩张冠状动脉，增加缺血区心肌供血的作用，是治疗心绞痛、心肌梗死的代表性急救中成药。

当出现心绞痛症状时，给予麝香保心丸舌下含服，可以使冠状动脉迅速扩张，有效缓解症状，防止心肌缺血进一步加重。研究显示最快 30 秒起效、胸痛开始减轻，83.49% 的患者在服用后 5 分钟内症状得到有效缓解。

与硝酸甘油相比，麝香保心丸不良反应轻微，主要是舌麻感、口麻木、恶心、胃肠不适等，安全性高。

7. 发生了心肌梗死，是该自己去医院还是呼叫救护车

很多患者认为等待救护车太耽误时间，因此自己打出租车或乘坐私家车，甚至自己开车到医院就诊，殊不知这是最危险的。急性心肌梗死患者随时会有生命危险，在自行就医过程中一旦出现紧急情况而不能得到救治，很可能会出现严重后果。救护车上配备了抢救药品和设备，能给予患者安全保障。目前，很多医院都和院前急救有密切联系，院前急救医生一旦确诊急性心肌梗死后会在第一时间与医院绿色通道工作人员取得联系，并做好救治准备工作，减少就诊中间环节，争取抢救时间。

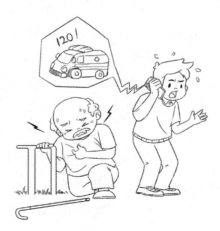

8. 急性心肌梗死患者入院前如何急救

急性心肌梗死是中老年人猝死的主要原因之一，许多患者在发病后几个小时内死亡。悲剧的发生除了此病凶险之外，另一个重要

原因就是发病初期救治不当，如急于送患者去医院，搬动、颠簸患者，使病情恶化。

如果遇到心血管病患者出现突然剧烈的心口疼痛，并伴有周身冷汗，要先考虑到可能是急性心肌梗死。首先，尽快拨打"120"求救，清楚告知医护人员患者的地址、联系方式及症状。其次，在医生到来之前不要忙于搬运患者，而应该让患者就地安卧，不再翻动，不要让其肢体活动，不要让患者说话，周围的人也不要大声讲话。服用自备急救药物，如舌下含服硝酸甘油片、消心痛、速效救心丸、复方丹参滴丸、麝香保心丸等，有条件的可立即吸氧。目前随着医疗技术发展，急性心肌梗死的住院病死率已经明显降低，但就个人而言，则要根据梗死面积、就诊时间早晚等来决定，因此，掌握急性心肌梗死现场急救很重要！

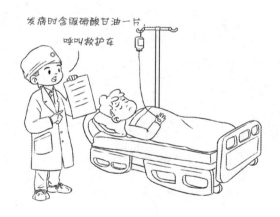

9. 冠心病猝死应该如何现场急救

当突然发生不明原因晕厥、神志不清或四肢抽搐，摸不到脉搏或呼吸停止时，应首先考虑到冠心病猝死，可立即进行现场急救。

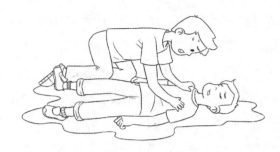

（1）**胸外心脏按压**：一定要按压剑突上即胸骨下半段。以手掌根部放在按压处，另一只手掌放在其上，两手手指按压时上翘，两臂伸直，两肘关节不要弯曲。利用操作者上半身的重力，用力方向为对准脊柱垂直下压。以胸骨下陷 5~6cm 为宜，按压频率 100~120次/分。按压与放松时间比 1∶1，每次按压后使胸廓充分回弹，不可在每次按压后倚靠患者胸廓。

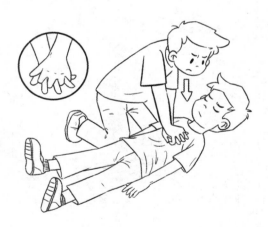

（2）**开放气道**：采用仰头抬颏法——左手掌外缘置患者前额，向后下方施力，使其头部后仰，同时右手食指、中指指端放在患者下颌骨下方，旁开中点 2 厘米，将颏部向前抬起，使头部充分后仰，下颌角与耳垂的连线和身体水平面呈 90°。

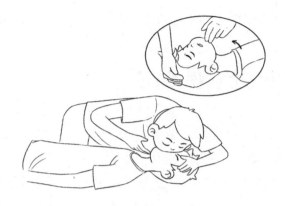

（3）口对口人工呼吸：抢救者跪在患者一侧，一只手托起患者下颌，使其张开嘴，另一只手捏紧患者鼻孔。抢救者先深吸一口气后对准患者的口快速向其吹气，每次吹气超过 1 秒。患者胸部鼓起来后停止吹气，并放松捏鼻子的手。待胸部自然缩回去，再做第二次。胸外按压和吹气比为 30 ：2，连续操作 5 个循环。在急救的同时耐心等待专业救护人员的到达。

10. 硝酸甘油的正确使用方法

硝酸甘油是缓解心绞痛发作的首选药物，但是如何正确使用，部分患者并不了解。那么，硝酸甘油应该怎样服用呢？

（1）**舌下含服：**口服吞咽硝酸甘油经胃肠道吸收进入肝脏后，其有效成分几乎全部被灭活，根本不能产生治疗作用，只有舌下含服才能起到治疗效果。

（2）**坐位含服：**硝酸甘油是一种血管扩张剂，少数患者可引起体位性低血压，产生头晕或晕厥，要避免这种副作用，最好在坐位时舌下含服。

（3）**避光保存：**硝酸甘油需要避光保存，且拆封 3 个月后，药效明显降低，需定期更换，只有妥善保存及在有效期内服用方可奏效。

11. 如何预防心肌梗死的复发

近20年来，由于监护加强和治疗水平的提高，急性心肌梗死患者住院病死率从30%左右降至10%以下，明显降低。但再梗死或反复出现心肌梗死的患者增多，成为心肌梗死后死亡的主要原因之一。因此，患者除在急性期应积极治疗外，还应加强心肌梗死后的康复和二级预防，以延长患者寿命，提高生活质量和恢复工作能力。心肌梗死后的积极预防包括：

（1）**对患者及其家属普及预防知识：**使患者和家属对本病有所认识，了解各种防治措施的意义，使之减少对疾病的顾虑，在防治中能积极予以配合。

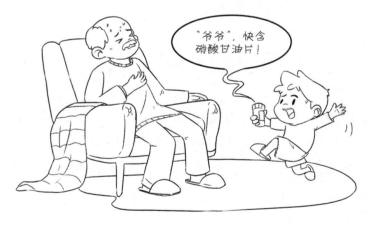

（2）**合理安排膳食：**以降低总脂肪、饱和脂肪酸和胆固醇的摄入，体重超重者要限制总热量。经调整膳食3个月后，血脂水平仍明显异常者，可针对血脂异常的特点，选用降血脂药物。

（3）**戒烟：**吸烟不仅是动脉硬化的危险因素，也是心绞痛、心肌梗死和再梗死的危险因素。心肌梗死后恢复的患者，继续吸烟者再梗死发生率大约为不吸烟或吸烟已戒除患者的两倍。被动吸烟与吸烟者有相同危险，故应力劝患者亲属戒烟或患者最好在无烟环境中生活和工作。吸烟可能诱发冠状动脉痉挛、血小板聚集，降低冠状动脉及侧支循环的储备能力。伴有高胆固醇血症者，吸烟程度与冠状动脉粥样硬化病变呈高度相关，吸烟可使冠状动脉病变加重，这些可能都是易诱发再梗死的原因。

（4）适当进行体力活动和锻炼。可采取步行、做体操、打太极拳、练八段锦、练气功等锻炼方法以增强体质。

（5）合并高血压或糖尿病者，应进行适当控制，使血压、血糖达标。

（6）药物治疗是防治心肌梗死患者复发的重要措施，主要有抗心肌缺血药和延长生命药。抗心肌缺血药有硝酸酯类、β 受体阻滞剂和钙通道阻滞剂，这些药物可预防发作，改善症状。而肠溶阿司匹林、降脂药 (如他汀类)、血管紧张素转化酶抑制剂和 β 受体阻滞剂，可使冠心病患者生存时间延长。其他如脂肪酸氧化抑制剂可特异性抑制脂肪酸氧化，具有抗心肌缺血作用。此外，中成药如速效救心丸、复方丹参滴丸、麝香保心丸等对再次发作心肌梗死也有一定的防治作用，但药物治疗要因人而异、因病选药，要在医生指导下合理服用。

（7）急性心肌梗死恢复后，应在医生的指导下坚持服药，门诊随访，观察病情，调整用药。如又出现心绞痛时，应及时去医院诊治，以防止复发。

12. 从改善不良生活方式出发，如何预防心肌梗死

很多心肌梗死都是可以预防的，只不过很多人没有重视心肌梗死前的身体提醒，导致最终发生急性心肌梗死，甚至猝死。动脉粥样硬化形成的原因包括遗传、年龄、性别、吸烟、高脂血症、糖尿病、高血压、肥胖、不运动、情绪因素等。如果我们能够改变导致病因形成的不良生活方式，就可以成为预防心肌梗死最简单有效的办法。

（1）控制情绪：注意控制自己的情绪，不要过于激动，血脂较高或患有其他心血管疾病的人群更要注意，很多心肌梗死都是由情绪激动引起的。

（2）生活习惯：吸烟、喝酒对身体没有好处，要及早戒烟、限酒。此外，要注意劳逸结合，避免劳累及熬夜，平日注意保暖，避免因寒冷造成血管痉挛收缩，诱发心肌梗死。

（3）运动与减肥：运动可以增强心脏功能，建议有氧运动，因为有氧运动是经过理论和实践证实能够降低冠心病风险的。同时，要注意运动适当，特别是老年人一定不要选择过于剧烈的运动，平日生活中也要注意轻拿轻放，不要过猛用劲，如果用劲过猛很可能造成微小血栓脱落从而诱发心肌梗死；建议选择较轻柔的运动如打太极拳等。肥胖和"三高"有一定的关系，而"三高"又和心血管疾病的发生关系密切，控制体重是可以明显降低心肌梗死及"三高"风险的。

（4）健康饮食：低盐、低糖、低热量饮食可以降低动脉粥样硬化风险，建议多食用一些新鲜蔬菜、水果及五谷杂粮；补充适量的鱼类、坚果、酸奶等；少吃油炸食物及含胆固醇高的食物，如动物内脏、海鲜等。

（5）**定期体检**：随着年龄的增长每年都要去医院进行一次体检，对健康有益无害，尤其是对于有慢性心血管病史的患者，要做到定期体检、积极治疗原发病，如动脉粥样硬化、高血压等。

13. 心肌梗死后如何养生和保健

临床数据统计，患过心肌梗死后如果规范服药和治疗，心肌梗死复发的概率超过 10%；如果得病后没有规范服药，不注意生活方式的调整，则心肌梗死的复发风险会超过 30%。所以出院后的日常养生和保健，是预防急性心肌梗死再复发的重要手段。

（1）**饮食作息**：饮食宜清淡、营养均衡，遵循少盐少糖少油、低脂低胆固醇的饮食结构，多吃新鲜果蔬，可适当多吃鱼肉、豆类和豆制品，每餐七八分饱，忌暴饮暴食；保证充足睡眠，防止过度疲劳，过度劳累会增加心血管系统所承受的负担，加重心脏负荷扰乱其平衡，从而导致急性心肌梗死复发，甚至引起心律失常和心力衰竭；吸烟、酗酒是导致心肌梗死复发的重要因素，戒烟、限酒尤为重要，不可因一时欢娱放纵铸成不可挽回的错误。

（2）**适度运动**：适当的运动有助于患者及高危人群的心理健康水平和生活质量的提升。在运动开始阶段一定要选择安全可行的运动方式，根据病情严重程度、体质、年龄及兴趣爱好来选择和缓的有氧运动，如散步、练习瑜伽或打太极拳等，均有利于增强心肺功能，有益心肌供血。避免剧烈运动，运动前进行热身，采取循序渐进原则，不能操之过急。适量做家务劳动等对患者及高危人群也有益。

（3）**气候关注**：关注气候突变，寒冬和初春要重视防寒保暖，及时增减衣物；特别是容易忽视的夏季，夏季温度升高、出汗多、血液黏稠度高，加之天气闷热易情绪烦躁、休息不好、活动量减少，也会对心脏造成不可忽视的影响，此时需适量补水，在较凉爽时适度运动，切忌于烈日下或高温湿热时锻炼，空调房温度保持恒温，凉热交替易生病。

（4）**监测危险因素**：日常注意血压、心率、尿量。特别是高血压患者，降压不宜太快，最好将血压控制在 130/85mmHg 以下，即使血压降至正常，也不可随意停药，应坚持服用维持量；冠心病患者心率控制在 50~60 次 / 分，心衰患者应维持在 55~60 次 / 分。各项指标数值根据个人情况略有浮动，需遵听医嘱监测。

（5）**规律用药，定期复查**：在医生指导下坚持规律服药治疗，保护心肌，定期复查。

（6）**心理护理**：近来较多研究发现，焦虑、抑郁是冠心病的独立危险因素，多数患者出院后病情稳定，但仍有不少患者会出现精神紧张、抑郁、沉默寡言、焦躁、爱生气等表现。作为家属或朋友需耐心温和沟通，缓解其不良情绪，患者本人也应注意调节情绪，良好情绪有益于巩固疗效。

（7）**常备急救药品**：不论是居家还是外出，都要随身常备急救药品，如硝酸甘油、速效救心丸、消心痛、复方丹参滴丸等，如感到心前区不适、心慌心悸或因气候突变出现不适，应及时服药，若仍未缓解，及时就医。

14. 心肌梗死患者从住院到出院阶段应该如何科学进行运动康复

如果患上了心肌梗死，很多人都觉得自己不能再进行运动了。其实不然，心肌梗死患者也可以通过运动康复来改善心脏功能。心肌梗死的支架手术仅完成了心肌梗死治疗的一半，另一半则是长期的药物治疗和心脏康复。按照住院期、出院后早期、后期恢复期、终身维持期四个阶段划分，急性心肌梗死患者的每个阶段的"运动目标"和"训练强度"也各有不同。

（1）**住院期**：心肌梗死发生后 24 小时需要绝对卧床休息，如果病情稳定无并发症，24 小时后在活动耐力范围内，可进行部分自理活动，逐渐过渡到床边活动。可坐床边椅；可进行腹式呼吸；在旁人协助下洗漱、进餐；进行关节被动与主动运动，被动运动如床上运动、扶拐站立或在搀扶下步行等，开始时应以被动运动为主，逐步过渡到主动运动。

心肌梗死后第 5~7 天根据病情可在病室内行走、室外走廊散步，在旁人帮助下如厕、洗澡，试着上下一层楼梯等，直至在病房中能够自如地完成进餐、剃须等自理活动。

（2）**出院后早期**：出院后第 1 个月的活动量应保持在出院前的活动量。第 2 个月后活动量逐渐增加，如室外散步、做保健操、打太极拳、快慢走等。

无论做什么活动，都必须以不出现心慌、气短、心前区疼痛、憋闷为原则。最佳方式是快慢步行结合，10~15 分钟 / 次，3~4 次 / 周。

（3）**后期恢复期**：一般在出院后 6~12 周开始，持续 3~6 个月。可以在医学监护下锻炼（如在医院心脏康复中心进行），并继续接受营养、生活方式、控制体重方面的健康教育和咨询。

（4）**终身维持期**：学会了正确的锻炼方法及健康的饮食和生活方式后，不再需要医学监护，只需终身维持健康状态，按时按量服用药物，并定期接受随访。

目前主张心肌梗死患者应以有氧运动为主，如慢跑、游泳、快步走、打太极拳等。尽量避免无氧运动，如短跑、举重、投掷、跳高、跳远、拔河、俯卧撑、潜水、肌力训练（长时间的肌肉收缩）等。

注意事项：如果运动过程中出现胸闷、气短、头晕或者其他不适感觉，应立即停止，避免过于"坚持"。清晨是心脏病发作的高峰期，心绞痛和猝死多在上午9时左右发生。因此，心肌梗死患者进行体育运动最好避开心脏病发作的"清晨峰"，安排在晚上或下午为好。从人体生理学的角度看，无论是体力的发挥，还是身体的适应能力和敏感性，均以下午为佳。

15. 得了心肌梗死后是否需要终身服药

为改善心肌梗死患者将来的生活质量，应终身服用药物，加强预防，控制可能导致心血管疾病发生或死亡的诱导因素，从而大大减少心肌梗死患者再发心血管疾病的可能性。

需长期服用的药物大致有抗血小板药（如阿司匹林、氯吡格雷）、降脂药（如舒夫坦、立普妥）、降压药（如倍他洛克、诺欣妥、开博通）、降糖药（如二甲双胍、达格列净、胰岛素）等。上述药物，所有患者只要身体能够接受，都应根据自身情况，听从医生的嘱托用药，严格遵从服药时间和服药剂量，不可自行贸然停药或改变剂量。

16. 中医治疗心肌梗死的优势有哪些

心肌梗死是现代医学名词，中医古籍并无这个病名的记载，但是根据临床表现可将其归于中医学"真心痛""胸痹心痛"的范畴，中医药治疗心肌梗死主要作用体现在辅助再灌注治疗、改善症状及促进心功能恢复等。特殊情况下，如果没有溶栓或没有开通梗死冠状动脉的适应证时，中医药可作为一种有效的替代治疗办法。临床常用的治疗措施包括服用中草药汤剂（口服或鼻饲）或中成药、针刺及其他外治法等。临床实践中需要根据患者具体病情选择合适的治疗办法。中药注射剂临床应用较为广泛，但需要警惕并避免药物不良反应。

17. 中医对心肌梗死患者辨证治疗有哪些

（1）**气虚血瘀证：**

治法：益气活血，祛瘀止痛。

推荐处方：保元汤合血府逐瘀汤。

中成药：①通心络胶囊（推荐强度：强；证据级别：中）用法用量：口服，每次 2~4 粒，每日 3 次。②麝香通心滴丸（推荐强度：弱；证据级别：低）用法用量：口服，每次 2 丸，每日 3 次。

（2）**痰瘀互结证：**

治法：活血化痰，理气止痛。

推荐处方：瓜蒌薤白半夏汤合桃红四物汤。

中成药：丹蒌片（推荐强度：弱；证据级别：低）用法用量：口服，每次 5 片，每日 3 次，饭后服用。

（3）**气滞血瘀证：**

治法：疏肝理气，活血通络。

推荐处方：柴胡疏肝散合失笑散。

中成药：①复方丹参滴丸。用法用量：口服或舌下含服，每次 10 丸，每日 3 次。②麝香保心丸。用法用量：口服，每次 1~2 丸，每日 3 次。③丹七软胶囊（推荐强度：弱；证据级别：低）用法用量：口服，每次 4~6 粒，每日 3 次。

（4）寒凝心脉证：

治法：散寒宣痹，芳香温通。

推荐处方：当归四逆汤。

（5）气阴两虚证：

治法：益气养阴。

推荐处方：生脉散合人参养荣汤。

（6）正虚阳脱证：

治法：回阳救逆，益气固脱。

推荐处方：四逆加人参汤。

18. 心肌梗死患者怎样进行中医膳食调理

合理膳食是冠心病二级预防与治疗的重要组成部分，对心肌梗死患者进行营养干预有助于控制危险因素、降低死亡风险。合理膳食目标：蔬菜 300~500g/d，水果 200~400g/ 天，谷类 250~400g/ 天，鱼、禽、肉、蛋 125~225g/ 天，奶类及奶制品（相当于 300g 鲜奶）适量，大豆及豆制品（相当于 30~50g 干豆）适量，食用油 < 25g / 天，饮水量 ≥ 1200mL/ 天；食盐 < 5g/ 天；钾盐 ≥ 4.7g/ 天。

心肌梗死患者推荐中医膳食疗法，可提高临床疗效、降低疼痛评分。辨证食疗是中医膳食疗法的特色和优势，根据不同证候，利用食物的性味来调整阴阳偏盛偏衰，达到辅佐药物、祛邪扶正、恢复健康的目的。如心肾阴虚者可多给予滋养心肾食物；气阴两虚者可选用益气养阴食物；阳虚者宜食温性食物，忌食生冷瓜果、冷饮等；气郁者宜食有理气作用的食品，忌食壅气的食品。另外，食物搭配注重食物的阴阳属性配伍，如烹调寒性食物时配以温性调料等。具体适宜食物可参考《中医食疗养生学》中的推荐选择使用。

19. 心肌梗死患者可以采用的中医运动疗法有哪些

太极拳、八段锦、五禽戏等具有提高心肌梗死患者的运动耐量，改善生活质量，缓解临床症状等独特优势。推荐心肌梗死患者练习八段锦治疗，可提高患者心功能。八段锦运动量适中，经过练习八段锦，可一定程度上改善睡眠、缓解不良情绪及提高生活质量，是一种理想的康复方式。心肌梗死患者，推荐长期坚持太极拳运动，可降低心肌梗死的发病风险，调节血压、呼吸，改善心肺功能，对心肌梗死患者的心脏康复有其独特优势。

20. 心肌梗死患者怎样进行体重管理

对于心肌梗死患者，推荐进行体重管理，可降低患者心血管事件发生率和死亡率。每次就诊时，都应评估患者的身高体重指数和腰围，应始终鼓励维持/降低患者体重，身高体重指数目标值为 $18.5\sim23.9kg/m^2$，腰围目标值为男性 $\leqslant90cm$、女性 $\leqslant85cm$，减轻体重的最初目标应该是在基线的基础上减少 $5\%\sim10\%$ 的体重。超重或肥胖的冠心病患者：在 $6\sim12$ 个月内减轻体重的 $5\%\sim10\%$，鼓励通过适当的平衡生活方式、身体活动或结构化运动，减少热量摄入，以正确的行为计划来降低或维持体重，不推荐使用药物控制身高体重指数。

21. 中医药哪些疗法可以帮助心肌梗死患者戒烟限酒

对于心肌梗死人群推荐戒烟限酒。吸烟是急性冠状动脉事件的独立危险因素之一，建议所有患者戒烟，并远离烟草环境，避免二手烟的危害。参照《中国临床戒烟指南（2015年版）》中"5R""5A"模式戒烟，必要时辅助药物戒烟，减少戒断症状。有饮酒习惯者原则上应戒酒或严格控制饮酒量，参照《中国健康生活方式预防心血管代谢疾病指南》，建议成年男性饮用酒精量 ≤ 25g / 天，成年女性饮用酒精量 ≤ 15g / 天。

中药代茶饮对戒烟有一定疗效，《稳定性冠心病中西医结合康复治疗专家共识》指出，推荐代茶饮组方有鱼腥草、远志、地龙、藿香、薄荷，可辅助戒烟。耳穴埋豆戒烟具有易操作、依从性好等特点，选取神门、肺、胃、内分泌、皮质下、交感、口、肝、肾、脑、脑干等耳穴，常使用王不留行子，在穴位上贴压。对吸烟者，使用耳穴埋豆联合"5A"法戒烟，可增加戒断率、减少每日吸烟量。中药穴位贴敷戒烟具有成本低、简单易行、避免肝脏首过效应等优势，常用中药包括广藿香、薄荷、石菖蒲、川芎、丁香、沉香、冰片等，将药贴分别贴敷于戒烟穴（双侧，位于列缺穴与阳溪穴之间的中点上，按之有明显压痛的凹陷点）、丰隆穴（双侧）、天突穴、膻中穴。使用穴位贴敷加"5A"法戒烟，可提升戒断率，降低中医证候积分与复吸率。

22. 中医药可以帮助心肌梗死患者进行情志调理吗

对于心肌梗死合并情志障碍患者，推荐使用中医情志护理，可提高疾病临床疗效：使用乌灵胶囊可提高每搏输出量和左室射血分数（LVEF）值、改善抑郁程度；使用越鞠丸，可减少梗死后心绞痛发作情况、改善动态心电图情况；使用芪冬颐心口服液，可降低不良心血管事件发生率、提高临床疗效、改善焦虑症状；使用益心舒胶囊，可提高左心室射血分数、提高生活质量评分、改善焦虑抑郁症状；使用酸枣仁汤，可提高左心室射血分数、降低脑钠肽（BNP）、改善抑郁症状。此外，还可以使用常用中药复方如半夏厚朴汤、血府逐瘀汤、丹栀逍遥散、平胃散、甘麦大枣汤、补中益气汤、归脾汤、天王补心丹、四物汤、肾气丸等，中成药如舒肝颗粒、舒肝解郁胶囊、精乌胶囊等进行辨证治疗。

23. 中医药怎么治疗心肌梗死患者睡眠障碍

对于心肌梗死合并失眠患者，使用祛瘀安神法（柴胡龙牡方）联合揿针（神门、内关、安眠、心俞、肝俞穴）治疗，可提高中医证候疗效、提高左心室射血分数、提高西雅图心绞痛量表评分、改善睡眠质量。此外，可用中药复方如龙胆泻肝汤、交泰丸、归脾汤、天王补心丹等，中成药如柏子养心丸、天王补心丹、朱砂安神丸、归脾丸、甜梦口服液等进行辨证治疗。

24. 常用的治疗心肌梗死患者的中医适宜技术有哪些

中医外治疗法具有疗效独特、作用迅速、简、便、廉、验的特点，可根据病情和三级体系条件酌情选择，适用于心脏康复Ⅰ～Ⅲ期。

针刺能够改善心肌缺血，常用穴位有内关、心俞、膻中、足三里、膈俞、厥阴俞、肾俞、脾俞、太冲、三阴交、太溪、丰隆、关元、巨阙、气海等，根据患者症状、体质及合并病，辨证选穴治疗。对于心肌梗死患者，使用针刺阿是穴治疗，可缩短心肌梗死患者胸痛持续时间和减轻胸痛程度，促进患者心脏功能的恢复和改善；加用电针治疗，可提高患者左心室射血分数；使用针刺联合按摩治疗，可提高患者生活质量。

艾灸具有清除自由基，提高免疫功能，调整脂质代谢，改善血液流变性质的作用。常用穴位有神阙、关元、膻中、肾俞、命门、足三里、厥阴俞、气海、心俞等，根据患者病位、主症不同辨证取穴。使用艾灸加情志护理治疗，可降低心肌梗死患者心绞痛发作次数，改善生活状况。

三、心血管疾病的血运重建治疗

1. 什么是冠心病介入治疗

介入治疗是目前治疗冠心病的常用方法之一，冠心病介入治疗，不需要进行外科开胸手术，也不需要全身麻醉，一般在 X 光机下就能进入狭窄的冠状动脉，因此称为冠心病介入治疗。介入治疗时患者处于清醒状态，在股动脉或桡动脉处局麻后穿刺动脉送入心导管。

冠心病介入治疗一般有两种，一种是经皮腔内冠状动脉成形术，另一种是冠状动脉支架植入术。应注意很多患者以为接受介入治疗就可以彻底根除冠心病，这种想法是不正确的，冠心病的介入治疗只是治疗冠心病的一种方法，并不代表治疗后疾病就已经痊愈。

2. 哪些患者需要做冠状动脉支架植入术

患者进行冠状动脉造影术后，如果发现血管狭窄较为严重，通常认为病变部位的管腔直径狭窄≥正常直径的 75%，医生就可以进行介入治疗。在狭窄处使球囊扩张并植入支架，撑开血管，使血管重新流畅，从而恢复心肌供血。支架植入术的优点是创伤小，恢复快，可缓解症状等。尤其是药物支架能显著减少患者支架植入术后再狭窄。

3. 冠状动脉支架植入术后应注意什么

支架植入术并不是治愈手段，它只是缓解缺血、缓解心绞痛的一种治疗方法。通过支架植入，患者全身粥样硬化的进程并没有改变。因此，生活习惯的改变是十分重要的。那么，做了冠状动脉支架植入术的患者出院后应注意什么呢？

（1）出院后 1 个月内动作要轻柔，行走要缓慢，避免动作过大。经股动脉手术者要避免做频繁下蹲、久蹲、抬腿等挤压伤口的动作；经手臂桡动脉或肱动脉手术者要避免上肢过度弯曲、提重物等动作。

（2）要遵照医嘱按时服用抗凝、抗血小板、扩血管及降血脂药物，防止术后再狭窄的发生，并注意自我观察。如发现皮肤或胃肠道出血、疲乏无力等症状，应尽快去医院就诊。接受其他治疗，需要停用所服药物时，需与心血管科医生商议后再决定。

（3）每 2~3 个月复查一次血压、血糖、血脂、肝功能、肾功能等，使这些指标能够保持在较好的水平。戒烟限酒，控制体重，减少冠状动脉其他部位出现新的狭窄的概率。

（4）建议患者出院半年后到医院复查冠状动脉造影，及时发现血管狭窄的情况。出院后的患者一旦出现胸闷、胸痛，应及时到医院就诊以判断是否心绞痛复发；胸痛不能缓解者应急诊就医，尽快采取积极治疗措施，以防止心肌梗死的发生。

（5）冠状动脉支架植入手术后的患者，如果半年内未出现任何不适，且能胜任日常工作，上三四层楼不出现胸闷、气促、心慌等症状，那么完全可以过性生活。但应逐步恢复，每周不宜超过 2 次。

在疲劳、紧张、情绪太激动时不宜性交。性交时如心绞痛发作应立即停止，并舌下含服硝酸甘油片。

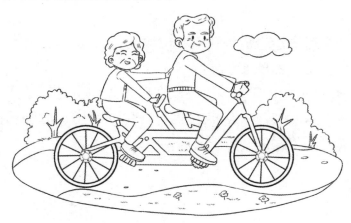

4. 冠脉介入术后为什么不能长期卧床

对于有严重疾病和损伤的患者，卧床是保证度过伤病危险期的必要措施。但是，临床调查显示，长期卧床或制动可增加新的功能障碍，加重残疾，有时其后果较原发病和外伤的影响更严重，甚至会累及多系统的功能。冠脉介入术是微创手术，穿刺部位仅有 2~3 毫米手术切口，患者术后无需长期卧床。长期卧床主要危害有以下几种：

（1）长期卧床易形成深静脉血栓，近期研究指出如卧床 72 小时以上有形成深静脉血栓的风险。

（2）长期卧床易造成四肢肌肉松弛、萎缩，出现运动系统的退行性变、运动耐力下降。

（3）老年人由于皮肤肌肉营养相对较差，长期卧床易出现褥疮。

（4）长期卧床会造成心脏功能下降、血液流速减慢、血液携氧能力下降，还可以造成心脏搏出量的减少使得供应全身的血液下降。

（5）长期卧床使肺脏功能下降明显，肺活量降低，易出现坠积性肺炎。

（6）长期卧床会造成消化系统的改变，引起消化功能吸收障碍、食道反流，还易造成吸入性肺炎。

冠脉支架植入术后患者，应该在医生指导下进行适当运动，如散步、做操、打太极拳、练八段锦等，这样可增加心肺功能，提高机体抵抗力，利于降低血压、血脂。

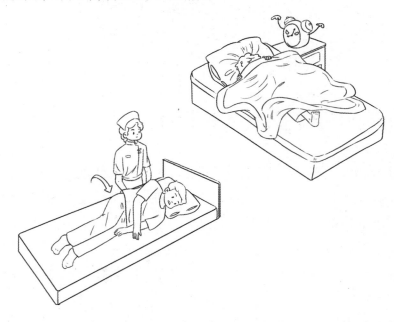

5. 怎么防治冠脉支架植入术后再狭窄

随着冠状动脉支架植入术的广泛应用，支架内再狭窄问题也越来越突出，很多冠心病患者在接受支架植入治疗后的心肌缺血事件复发均与支架内再狭窄有关。因此，如何预防支架内再狭窄至关重要。

目前预防再狭窄的措施是，减少金属裸支架的植入，提高药物洗脱支架的植入，因为药物洗脱支架可减少支架内狭窄再发生。

支架植入术后患者要保持良好的生活习惯，注意饮食、运动、戒烟、情绪等。最重要的是术后患者必须遵医嘱服药，千万不能私自停药！尤其是双联抗血小板聚集的药物，如阿司匹林片、氯吡格雷片等；调脂药物（他汀类），如阿托伐他汀、瑞舒伐他汀等；扩张血管药物（硝酸酯类药物），如单硝酸异山梨酯片等；调控心率、减少氧耗类药物（β受体阻滞剂），如美托洛尔、比索洛尔等，这些都是非常重要的治疗冠心病的基础用药。

6. 什么是冠状动脉搭桥术

冠状动脉搭桥术是取患者本身的血管（如胸廓内动脉、下肢的大隐静脉等）或者血管替代品，将狭窄冠状动脉的远端和主动脉连接起来，让血液绕过狭窄的部分，到达缺血的部位，改善心肌血液供应，进而达到缓解心绞痛症状，改善心脏功能，提高患者生活质量及延长寿命的目的。这种手术称为冠状动脉旁路移植术，是在充满动脉血的主动脉根部和缺血心肌之间建立起一条畅通的路径，因此，有人形象地将其称为在心脏上架起了"桥梁"，俗称"搭桥术"。

7. 哪些冠心病患者适合冠状动脉搭桥术

冠脉搭桥术适用于严重心绞痛、常规内科治疗没有好转的患者，冠脉造影发现左主干狭窄超过 50% 或有 3 支血管严重病变的患者；冠脉支架植入术治疗失败或再狭窄、术中出血的患者，大约 1/3 的冠心病患者都需要做搭桥手术。

手术适应证：显著左主干病变，类似左主干病变的左前降支或左回旋支近端病变，冠状动脉有 3 支血管严重病变，非外科治疗手段不能实施或不是最佳选择。

8. 冠状动脉搭桥术后应注意什么

冠状动脉搭桥术不是根治性手术。它并不改变冠心病的病因病理，只是改变了血流供应远端血管的途径，并不能根除动脉粥样硬化这个病根，所以说，搭桥术后患者的综合治疗和调养是非常重要的，有以下几个方面需要注意。

（1）**生活规律：** ①搭桥术后患者生活要有规律；②适量运动，有助于热量消耗，调节血糖和血脂代谢；③低盐低脂饮食，预防便秘。

（2）**控制血压和血糖：** 积极治疗高血压和糖尿病，使血糖和血脂控制达标。

（3）**戒烟限酒：** 烟一定要戒掉，酒也要少喝，可以少量喝一些红酒。

（4）**降脂治疗：** 现在的研究表明，血脂和冠心病的发病有重要关系，冠心病患者中有一种情况是血脂高，还有一种情况是血脂在正常范围，但血脂的利用障碍引起了血管内膜的脂质沉积，所以搭桥患者一定要将血脂控制在正常偏低水平，最主要的是低密度脂蛋白要控制在 1.8mmol/L 以下。

（5）**药物：** 遵医嘱按时足量服用药物，具体服药种类包括抗血小板聚集类、扩张血管类、降脂类、稳定心率减少氧耗类、中药补气活血化瘀类等。

9. 冠状动脉造影与冠状动脉 CT 造影检查的区别是什么

冠状动脉造影是诊断冠心病最有效、最准确的手段，须在心脏介入中心或导管室内进行，患者需在术前签署知情同意书。冠状动脉造影需进行动脉穿刺，然后导管沿着血管的管腔走行进入冠状动脉，最后在导管内注入造影剂，在 X 线下进行显影，可清楚地显示冠状动脉的状况，明确冠状动脉有无病变及病变位置、病变性质、病变程度等状况。此外，冠状动脉造影作为冠状动脉介入的一种，如造影时发现患者病变严重，需行支架植入、球囊扩张等冠状动脉介入治疗时，可在冠状动脉造影术时一并完成，避免患者二次手术的创伤。

如果把人体血管看作是一个漆黑的隧道，冠脉血管就是整个隧道中的一段。我们想要看清某一段隧道（冠状动脉）里的情况，就需要沿着隧道送入电线（导管），然后在电线的一端连上电灯（造影剂），这样我们就能借助摄像机（X 线）看清隧道。

相比之下，冠状动脉 CT 造影检查属于无创检查，是静脉注射对比剂进入冠状动脉，在多排 CT 下成像。价格相对于冠状动脉造影更低，操作简便且通常不需要住院。但诊断的精确度低于冠状动脉造影，且清晰度易受快速心律失常、心律不齐及房颤影响。

10. 冠脉支架植入术与冠脉心脏搭桥术区别

冠状动脉支架植入术与冠脉心脏搭桥术都是冠状动脉血运重建的有效手段，其根本目的是恢复或改善冠状动脉血流，使缺血心肌进行再灌注。但是这两者不同之处在于：冠状动脉支架植入术通常选择桡动脉或股动脉血管穿刺，把导丝顺着血管送入冠状动脉，在狭窄处植入支架，用支架把狭窄的血管撑起，冠脉支架的植入无手术切口，属于微创，在心血管内科就可以完成。

冠脉心脏搭桥术与前者相比，属于开放性手术，创伤较大，必须由心胸外科完成，在大多数情况下，只有在冠状动脉支架植入术无法适应时，才会选择冠脉搭桥。

11. 冠脉支架植入后是否有危害

很多人想要做冠脉支架植入但是又害怕手术风险，接下来让我们来了解一下该手术是否有危害吧。冠状动脉支架植入术是一种心血管内科临床常用的微创手术，目前此手术的技术已经相当成熟，也越来越普及，在很多二级医院都已经逐渐开展。对心肌梗死、不稳定性心绞痛等患者行支架植入，受益很大。但其毕竟是一种手术，还是有出现并发症的可能。包括：①施术部位的出血、血肿、感染等；②造影剂过敏或造影剂肾病；③血栓形成或脱落造成栓塞；④迷走神经反射，表现为血压下降、心悸、大汗等；⑤支架植入术围手术期出现心肌梗死或心搏骤停；⑥支架贴壁不良，乃至脱落；⑦术后血管再狭窄等其他并发症。

虽然支架植入术风险较多，但最常见的是施术部位的血肿和迷走神经反射，二者的危害相对较小，其他的并发症临床上较为少见。对于需要手术的一般患者来说，支架植入的获益要远大于其风险。

12. 如何选择支架和球囊，国外的是否比国内的好

球囊扩张是球囊进入狭窄的血管，并在病变的地方膨胀，使病

变狭窄的血管短暂扩张，药物直接作用在血管上，血管扩张之后将球囊撤掉，通常适用于小血管。支架植入术是将金属支架永久性地植入病变的血管中，起到支撑血管壁，保持血管腔开放的作用。当患者血管出现严重狭窄，钙化程度较高时即主要分支血管存在超过75%狭窄时，使用心脏支架治疗，心脏支架植入适用于大多数的血管。

其实对于支架而言，进口的跟国产的并没什么太大的区别，所有的心脏支架都经过严格的临床试验，均符合国家标准，国产支架和进口支架质量均有保证，临床研究结果也显示国产和进口支架的效果一样。但是进口支架跟国产支架还是有一些不同的：进口支架最小的直径为2.25mm，国产支架最小的直径为2.5mm，对于小血管病变，进口支架相对来讲更有优势。对于大部分病变来讲，国产支架与进口支架没有本质区别。不同厂家的支架在尺寸、物理特性和负载药物等方面有自己的特点。另一方面从价格上讲，进口支架比国产支架贵一些，对于经济条件相对较差的家庭来说是需要考虑的。可以向医生咨询如何选择支架，要根据自己病情、家庭情况，选择适合自己的。

对于球囊来讲，目前也有国产和进口两种，进口球囊价格相对较高，效果差别不大，但是进口球囊在操作方便性上比国产的稍好一些，患者可以根据自身情况结合医生意见选择适合自己的球囊。

13. 心肌桥的简单介绍与处理原则

先来简单了解一下什么是心肌桥。冠状动脉心肌桥是一种先天性的冠状动脉发育异常。在冠状动脉发育时，冠状动脉或其分支被浅层的心肌覆盖，经行心肌内部，覆盖在冠状动脉上的心肌即称为心肌桥。心肌桥大致分为表浅型和纵深型两类。表浅型对于冠脉血流影响较小，多数无症状。纵深型因心肌桥厚长，对血流影响较大，临床表现出心绞痛、心肌缺血等症状。大多数心肌桥不引起临床症状，会引起的临床症状表现有心绞痛、急性心肌梗死、房室传导阻滞、心力衰竭、猝死等。心肌桥的治疗要经医生判断，无明显症状的心肌桥不需要治疗，引起明显症状的心肌桥，治疗方法分为药物治疗与手术治疗。①药物治疗：β 受体阻滞剂、钙离子拮抗剂（维拉帕米和地尔硫䓬）、抗血小板药物。②手术治疗：表浅型心肌桥适合心肌桥切除术，纵深型适合冠状动脉搭桥术。

四、心律失常

1. 什么是心律失常

心律失常是指心脏冲动的频率、节律、起源部位、传导速度或激动次序的异常。正常情况下，心脏以一定范围的频率发生有规律的搏动，这种搏动起源于窦房结，以一定顺序和速率传导至心脏各处，协同心脏各部位同步收缩。心律失常是心血管疾病中重要的一组疾病，它可单独发病，亦可与其他心血管病伴发。其预后与心律失常的病因、诱因、演变趋势、是否导致严重血流动力障碍有关，可突然发作而致猝死，持续的心律失常会造成心脏的功能衰竭。

2. 心律失常是如何产生的

心律失常的产生机制通常分为冲动产生异常及冲动传导异常。冲动产生异常就是电信号发出问题，问题可以出在窦房结，如窦性心动过速、窦性心动过缓、窦性心律不齐及停搏；问题可以由异常位置的心电信号产生，心脏里能够充当备用信号发生器的部位还有房室交界处或心室。窦房结功能下降或这些备用发生器过分活跃，可以发出异位的心电信号，前者称为被动异位心律，单个信号称为逸搏，连续信号称为逸搏心律；后者称为主动异位心律。根据期前收缩的源头不同分为房性、交界区性、室性。冲动传导异常指的是心电信号的传导发生问题，这可以是生理性的也可以是病理性的。病理性的主要是传导阻滞及折返心律：传导阻滞可以发生在整个传导系统各个部位，常常发生心动过缓，折返心律是因为传导系统内部发生了环形通路，冲动在环内反复循环，产生持续快速的心律失常。如果心脏内存在正常传导通路以外的传导途径也可以发生心律失常，如预激综合征，常表现为心动过速。

3. 心律失常的研究现状

随着我国人口老龄化的进展和生活方式的改变，心律失常发病率快速上升，且呈年轻化和不断增长的趋势。主要发生于中老年人、高血压、糖尿病这三大人群，中老年人在日常生活中一定要做到情绪稳定，养成积极乐观的心态，规律饮食；高血压患者在日常生活中要限制钠盐的摄入，每天要注意测血压，防止血压出现波动；糖尿病患者平时要做好体育运动，口服降糖药物。

心律失常最主要的发病人群就是中老年人，这是由于中老年人身体机能下降，机体内各个组织器官功能衰退，心脏的射血能力减退，从而使得心脏出现明显的期前收缩，引起心律失常症状，因此，中老年人在日常生活中一定要做到情绪稳定，养成积极乐观的心态，规律饮食，而且在日常生活中一定要注意避免情绪激动，养成良好的日常作息习惯，保证充足的睡眠，这样才能有效防止心律失常的发作。

对于高血压患者，大多数原发性高血压患者经常患有心律失常，主要是由于交感神经系统比较活跃，反复过度精神紧张与精神刺激等导致大脑的中枢神经功能发生严重的损害，从而使身体内各个细小动脉明显收缩，这时会引发血压明显升高，而血压升高之后很容易造成心脏的有效射血功能下降，引起心律失常的症状。因此，在日常生活中一定要避免情绪过度紧张，减少钠盐的摄入，减轻体重，多补充钙离子和钾离子，平时的生活中一定要注意限制吸烟、喝酒，这样才能有效减少高血压患者患心律失常的概率。

糖尿病患者多由于胰岛 β 细胞破坏导致胰岛素出现严重的缺乏且其主要是肥胖、摄食过多、体力劳动强度较低的人群，这类人群很容易发生心律失常的症状。因此平时一定要注意合理饮食，加强体育运动，同时要及时通过口服降糖药物来有效控制血糖的浓度，防止出现心律失常的症状。

4. 心律失常的常见类型有哪些

临床上根据心律失常的发生部位、机制及频率不同，可有不同的分类方法。

（1）**按发生部位**：分为室上性（包括窦性、房性、房室交界性）心律失常和室性心律失常两大类。

（2）**按发生机制**：分为冲动形成异常和冲动传导异常两大类。

（3）**按发生的频率快慢**：分为快速型与缓慢型失常两大类。常见的缓慢型心律失常（心率＜ 60 次 / 分）包括：窦性心动过缓、窦性停搏、病态窦房结综合征、窦房传导阻滞（Ⅰ、Ⅱ、Ⅲ度）。常见的快速型心律失常（心率＞ 100 次 / 分）包括：早搏、窦性心动过速、房性心动过速（心房扑动、心房颤动）、室上性心动过速、室性心动过速（心室扑动、心室颤动）等。心律失常的原因是复杂的，治疗该病的主要方法是明确病因，不仅去除症状，还要积极地去除病因，以达到根治疾病，防止复发的目的。

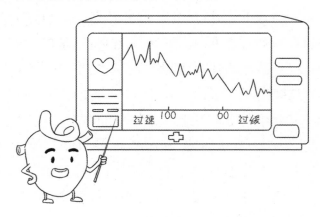

5. 心律失常的信号有哪些

研究显示，几乎所有心脏病发展到一定程度都会出现心律失常。但是心律失常的严重程度与患者的主观感觉并不完全一致，甚至有些中重度的心律失常患者仍然没有特别明显的不适感觉。因此，有心脏疾患的人群一定要警惕心律失常信号的发生。患心律失常以后，伴随心搏节律的改变，患者会出现一些临床症状，这些临床症状就是心律失常发作的信号，需提高警惕。

（1）心慌：很多类型的心律失常，如心动过速、心动过缓、早搏、房颤、房扑等，都可以导致患者出现心慌的症状。发作时，患者自我感觉心脏或心前区出现慌乱、悸动或是不安的情况。比如觉得胸口突然"咯噔"一下，像是停跳了一下；以及觉得心跳到了嗓子眼，这些都是心慌的表现。

（2）头晕：心律失常往往会影响心脏的射血功能，导致心排血量下降，出现脑供血不足的情况，所以患者还会出现头晕的症状。

（3）昏厥：心律失常会干扰心脏血液输出，影响全身脏器供血，因而有的患者会出现眼前发黑或突然昏厥等情况。临床研究发现，室性心动过速、阵发性室上性心动过速、高度窦房阻滞、快速心房纤颤、高度房室传导阻滞等易引发昏厥。

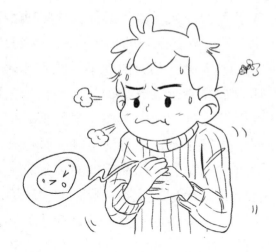

（4）胸闷气短：心律失常患者还经常会出现胸闷气短的症状，胸闷气短是一种主观感觉，即呼吸费力或气不够用。严重者感觉像被石头压住胸膛一样，十分难受，甚至发生呼吸困难。

据临床研究发现，缓慢性心律失常患者常会出现胸闷、气短、乏力、头晕等不适，而快速性心律失常患者则多出现心慌，有时还伴有出汗、气短等症状。为了避免心律失常对健康的影响，出现上述信号以后，应该尽早就医，明确诊断，积极治疗。

6. 心律失常的临床表现

心律失常患者常伴随着血液动力的改变，临床表现主要取决于心律失常的性质和类型、心脏功能及影响血液动力的程度。如果是轻度的窦性心脏搏动缓慢、窦性心律不齐、偶发的房性期前收缩，或一度的房室传导阻滞等，由于对血液动力的影响较小，所以在临床上没有明显的症状。相较严重的心律失常而言，如病窦综合征、快速的心房颤动、阵发性室上性心动速度过快、持续性室性心动速度过快等，可以引起心悸、胸闷、头晕、低血压、出虚汗等比较明显的临床表现，严重时患者会出现昏厥、阿 – 斯综合征，甚至会造成患者的猝死。由于心律失常的病因类型不同，所以在临床表现上也有所差异，主要的临床症状主要有以下几种。

（1）冠状动脉供血不足的临床表现：首先不管是哪种类型的心律失常都会造成冠状动脉中的血流量降低，心律失常虽然会不同程度引发冠状动脉中的血流量降低，但是很少会引起心肌缺血。对于冠心病患者而言，不论是哪一种心律失常都有很大的可能引发或者加重心肌缺血，在临床的主要症状是心绞痛、气短，心脏周围的血管衰竭。严重时还会出现急性心力衰竭及急性心肌梗死症状。

（2）脑供血不足的临床表现：不同程度的心律失常对于脑血流量的影响也有所不同。对于脑血管正常的患者，当相关的血流受到阻碍的时候，不会造成严重的后果，但是如果脑血管突然发生病变，就会导致严重脑供血不足症状的发生。主要的临床症状表现为头晕、乏力，视觉模糊严重的患者甚至会出现短暂的失明、失语、抽搐、昏迷等。另外，一些比较严重的脑供血不足的患者，甚至会发生永久性的脑损害现象。

（3）肾动脉供血不足的临床表现：随着心律失常症状的发生，会导致肾脏部位血流量不断减少，临床主要表现为蛋白尿、少尿、氮质血症等。

（4）肠系膜动脉供血不足的临床表现：当患者出现快速心律失常的时候，会造成血流量严重降低、肠系膜动脉痉挛等症状出现。严重者可以导致胃肠道内部出血现象，主要的临床表现为腹胀、腹痛、腹泻，甚至还会造成腹内出血或者出现局部的麻痹症状。

7. 心律失常的常见病因是什么

心律失常的病因可分为遗传性和后天获得性。

（1）**遗传性心律失常**：多为基因突变导致的心脏病，临床上确定或怀疑遗传性心律失常疾病导致的心源性猝死幸存者及其直系亲属，应加强离子通道病和心肌病基因检测与风险评估。

（2）**后天获得性心律失常**：可大致分为生理性和病理性两种，其中生理性因素有运动、情绪变化等，可引起交感神经兴奋而产生快速型心律失常，以及因睡眠等迷走神经兴奋而发生缓慢型心律失常。病理性因素有心脏本身的因素包括冠心病、高血压性心脏病、风湿性心脏病、瓣膜病、心肌病、心肌炎和先天性心脏病等各种器质性心脏病，以及全身性因素包括药物毒性作用、各种原因导致的酸碱平衡及电解质紊乱、神经与体液调节功能失调等。除心脏以外的其他器官在发生功能性或结构性改变时亦可诱发心律失常，如甲状腺功能亢进、贫血、重度感染、脑卒中等。此外，胸部手术、麻醉过程、心导管检查、各种心脏介入性治疗及药物与毒素（如河豚毒素）等均可诱发心律失常。

8. 什么是窦性心律失常

正常的窦性心律的冲动起源于窦房结，频率为 60~100 次 / 分。窦性心律失常是由于窦房结冲动的速率异常或冲动受阻所导致的心律失常，根据心电图及临床表现可分为窦性心动过速、窦性心动过缓、窦性停搏、窦房传导阻滞及病态窦房结综合征。

（1）**窦性心动过速**：成人窦性心律的频率超过 100 次 / 分为窦性心动过速。生理性窦性心动过速常见于健康人吸烟、饮茶或喝咖啡、饮酒、体力活动及情绪激动时；也可见于发热、甲状腺功能亢进、贫血、休克、心肌缺血、充血性心力衰竭，以及应用肾上腺素、阿托品等药物时。

（2）**窦性心动过缓**：成人窦性心律的频率低于 60 次 / 分为窦性心动过缓。窦性心动过缓常见于健康的青年人、运动员及睡眠状态时。其他原因包括颅内疾病、严重缺氧、低温、甲状腺功能减退、阻塞性黄疸和血管迷走性晕厥。

（3）**窦性停搏**：指窦房结不能产生冲动。窦性停搏多见于窦房结变性与纤维化、急性下壁心肌梗死、脑血管意外等病变，以及迷走神经张力增高或颈动脉窦过敏。过长时间的窦性停搏（＞3秒）且无逸搏发生时，患者可出现黑矇、短暂意识障碍，严重者可发生阿－斯综合征，甚至死亡。治疗可参照病态窦房结综合征。

（4）**窦房传导阻滞**：简称窦房阻滞，指窦房结冲动传导至心房时发生延缓或阻滞。窦房阻滞的病因及治疗参见病态窦房结综合征。

（5）**病态窦房结综合征**：简称病窦综合征，是由窦房结病变导致功能减退，产生的多种心律失常的综合表现。患者可在不同时间出现一种以上的心律失常，常同时合并心房自律性异常，部分患者同时有房室传导功能障碍。临床上主要表现为患者出现与心动过缓有关的心、脑等脏器供血不足的症状，如发作性头晕、黑矇、心悸、乏力和运动耐力下降等；严重者可出现心绞痛、心力衰竭、短暂意识障碍或晕厥，甚至猝死。如有心动过速发作，则可出现心悸、心绞痛等症状。

9. 什么是房性心律失常

房性心律失常是指起源于窦房结以外心房的任何部位的心房激动，是临床上常见的心律失常，主要包括房性心动过速、房扑和房颤。

（1）**房性心动过速**：临床上可表现为心悸、头晕、胸痛、憋气、乏力等症状，有些患者可能无任何症状。合并器质性心脏病的患者甚至可表现为晕厥、心肌缺血或肺水肿等。症状发作可呈短暂、间歇或持续发生。

（2）**房扑**：多见于器质性心脏病如风湿性心脏病、冠心病、高血压性心脏病、心肌病等。此外肺栓塞，慢性充血性心力衰竭，二、三尖瓣狭窄与反流导致心房扩大，甲状腺功能亢进，酒精中毒，心包炎等，亦可出现房扑。部分患者也可无明显病因。

（3）**心房颤动（房颤）**：是一种以心房不协调活动而导致心房机械功能恶化为特征的快速心律失常，心房无规律地、快速地跳动，心房率能达到 350~600 次 / 分，远远超过了正常人 60~100 次 / 分的心率。房颤常发生于有器质性心脏病的老年患者，多见于高血压性心脏病、冠心病、风湿性心脏病、二尖瓣狭窄、心肌病、甲状腺功能亢进。房颤也可以孤立发生在平素健康的中青年身上。

10. 为什么会得房颤

房颤说到底是心房因为各种原因导致纤维化使窦房结发放的电流不能正常地传到心室，而是在心房里边"打转"，最终造成了心房无规律、快速地跳动。一般房颤的发生大多经历了房性期前收缩（房性早搏）—房速—房扑—阵发房颤—持续房颤这样一个发展过程。当然，这个过程的进展快慢因人而异，只要活得足够长久，人人都有得房颤的可能。

引起房颤的原因很多，包括基因变异、甲状腺功能亢进、冠心病、高血压、糖尿病、心肌病等，长期饮酒、过度劳累、抽烟等也是常见原因。一些患者会在较年轻的阶段就发作，最年轻的甚至十来岁即发生，一般来说，发病越早，和基因变异的关系越大。近年来，长期酗酒引起的房颤越来越多，这一类型房颤比较难治。临床上大多数房颤患者往往找不到一个单一明确的原因，这种情况我们称之为特发性房颤。接受心脏外科手术之后早期有些患者会出现房颤，不过，这种房颤往往是心脏手术引起的，过后可能会消失，很长时间不再发生。

11. 房颤都有哪些症状

房颤的症状因人而异。最常见的是心脏搏动紊乱或心搏加速，也有些人可能会容易疲劳，头晕眼花或晕倒，或者感觉胸闷、气短或出汗，部分人会多尿，之后因低钾而较长时间自觉乏力。但这些症状变化较大。房颤最严重的情况就是导致脑梗死（也叫中风），少数人也可能引起心衰，喘不上气、躺不平、脚肿等，临床上有些患者没有明显症状，是因为体检时才偶然发现房颤，这称为无症状性房颤。某种意义上说，无症状性房颤可能比有症状的房颤更危险，因为无症状就不会及时治疗，发生中风或心衰的可能性就比较大，不少患者都是发生脑梗死以后才发现房颤的，一些患者可能因此死亡。

12. 房颤有哪些危害

房颤会并发血栓和栓塞，导致中风、瘫痪，甚至死亡。长期的房颤会使心脏负担加重，最终发生心力衰竭甚至死亡。对于已有心绞痛的患者，房颤使原有的心绞痛症状加重，明显影响正常工作和生活。新发的房颤往往呈阵发性，如果置之不理，随着时间延长往往会转变为持续性心房颤动，从而增加治疗难度。

13. 房颤如何治疗

（1）**药物治疗：** 有效性较低，副作用大，易产生耐药性。

（2）**微创导管消融治疗：** 目前技术已相当成熟，成功率较高。

（3）**外科手术治疗：** 创伤大，风险高。

14. 什么是室性心律失常

室性心律失常指起源于心室的心律紊乱，是常见的心律失常，包括室性早搏、室性心动过速、心室颤动等。

（1）**室性早搏：** 即室早，在窦房结冲动尚未抵达心室之前，由心室中的任何一个部位或室间隔的异位节律点提前发出电冲动引起心室的除极，称为室性期前收缩。室早可见于正常人，尤其是工作生活压力大的中青年人。临床表现差异很大，大多数患者可无明显症状，但偶发室早也可引发严重的症状，包括心悸、胸闷、心脏停搏感等。部分室早可导致心排血量下降以及重要脏器血流灌注不足，由此引发乏力、气促、出汗、头晕等。其临床症状与预后并无平行关系。

（2）**室性心动过速：** 是指发生在希氏束分叉以下的束支、心肌传导纤维、心室肌的快速性心律失常，频率超过 100 次 / 分。连续 3 个或 3 个以上的自发性室性电除极活动，尤其是合并了器质性心脏病的室性心动过速，容易演变为室颤，甚至有猝死等严重后果，因此需要及时地去明确诊断、判断原因和进行及时的处理。

（3）**心室扑动：** 是一种严重的室性异位心律，心电图表现为 QRS 波群和 T 波难以辨认，代之以较为规则、振幅高大的正弦波群，每分钟 150 ～ 300 次（平均约 200 次）。心室扑动与心率较快的室性心动过速难以区别，室扑通常为室颤的前奏。心室颤动时心电图表现为正弦波形低小不整齐，每分钟 200 ～ 500 次。

（4）**心室颤动**：是指心室发生无序的激动，致使心室规律有序的激动和舒缩功能消失，其均为功能性的心脏停搏，简称室颤，是心源性猝死的常见原因，常见于缺血性心脏病。此外，抗心律失常药物，特别是引起 QT 间期延长与尖端扭转的药物，严重缺氧、缺血、预激综合征合并房颤与极快的心室率、电击伤等亦可引起室颤。

15. 什么是心脏早搏

随着社会的快速发展，现代人的工作压力越来越大，心律失常的发病率越来越高，其中以早搏最为常见，早搏是指异位起搏点发出的过早冲动引起的心脏搏动，为最常见的心律失常。根据早搏起源部位的不同将其分为房性、室性和交界性。其中以室性早搏最常见，其次是房性早搏。早搏可见于正常人（正常人做 24 小时心电检测 60% 有房性早搏发生），也可见于器质性心脏病患者，如冠心病、风湿性心脏病、高血压性心脏病、心肌病等，并可能是快速性房性、室性心律失常的先兆。

16. 早搏有什么感觉

主要为心悸、心脏"停跳"感，早搏次数过多时自觉"心跳很乱"，可有胸闷、心前区不适、头昏、乏力、脉搏有间歇等。也有无明显症状者，可能因早搏持续时间较久，患者已适应。此外，早搏的症状与患者的精神状态有密切关系，不少患者的很多症状是由于对早搏不正确的理解和恐惧、焦虑等情绪所致。

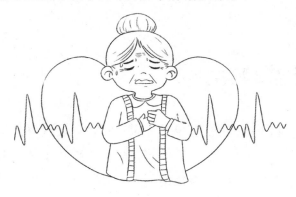

17. 如何判断自己是否有早搏

（1）**根据症状判断：**早搏的常见症状是，感觉心脏突然偷停了或者空了一下，有的时候会感觉"咯噔"或疼一下。严重的时候可能会出现气短，甚至感觉没有力气。

（2）**摸脉搏，听心律，识早搏：**脉搏是心脏收缩和射血冲击动脉血管导致的搏动感，有一次心脏收缩，就会产生一次脉搏，正常情况下节奏匀齐，节律规整。当出现以上症状时，可以马上摸自己的脉搏，如果摸脉搏的时候感觉不整齐、漏跳或者提前跳了，那就是有早搏的现象。

（3）**使用听诊器判断：**如果习惯用听诊器，可以听心脏跳动的节奏，这比摸脉搏更加容易判断早搏或者其他心律失常。

心绞痛伴早搏，可能是严重心律失常的先兆。早搏很常见，危害有轻有重。有时候一个小小的早搏，就会产生严重的后果。如果发生在冠心病、心肌缺血的基础上，患者心绞痛时伴有早搏（室性早搏），意味着这个患者可能会发生更严重的心律失常，甚至有猝死的风险。此外，有些早搏（房性早搏）还可能发展为房颤，大部分患者房颤之前可能会有房性早搏，在摸脉搏时会发现脉搏的次数少于心跳的次数。

18. 早搏需要治疗吗

人群中一半以上会发生早搏，很多人自觉没有症状，只是在体检中偶然发现早搏，如果 24 小时内早搏次数低于 200 次则认为是偶发性早搏，不需要干预。如果自觉有心慌、心动过速等症状，就应该及时来医院，由专科医生进行诊断。如果医生判断您的早搏属于功能性的，一定要暂时禁酒、茶、咖啡等刺激性的食品，另外注意休息，减少工作量和运动量，自我调控情绪，避免紧张。

如有其他病因及诱因，可予对症支持治疗，如可用扩张冠状动脉药、吸氧改善心肌供血供氧，口服钾、镁制剂纠正低血钾及低血镁，避免药物过量，特别是洋地黄、利尿剂、抗心律失常药等，以及预防感冒等。

对于频繁的早搏，除了要对引起早搏的原发疾病进行治疗外，对于早搏本身也可以进行干预。如果不加干预的话，频发性早搏，尤其在心脏病基础上可能演变为严重心律紊乱，或可能导致心脏变大，甚至心力衰竭。由于大多数抗心律失常药都有降低心功能、减慢心电传导，甚至产生新的心律失常等副作用，故在用药时应权衡利弊，选用疗效好、副作用小的药物。

如果早搏次数 24 小时内超过 1 万次以上，药物治疗无明显减少，患者不能耐受或不愿长期服药，可以考虑微创射频消融术治疗，手术时间仅 1~2 小时，住院 2~3 天观察，90% 以上患者可获根治。早搏是因为心脏内某一部分的兴奋性过高而引起，射频消融术就是找到这些"兴奋点"后进行消除，从而可以改善早搏症状。

19. 什么是心脏传导阻滞

心脏传导阻滞是指冲动在心脏传导系统的任何部位的传导均可发生减慢或阻滞。如发生在窦房结与心房之间，称窦房传导阻滞。在心房与心室之间，称房室传导阻滞。位于心房内称为房内阻滞，位于心室内称为室内阻滞。

（1）**房室传导阻滞**：心脏电激动传导过程中，发生在心房和心室之间的电激动传导异常，可导致心律失常，使心脏不能正常收缩和泵血。房室传导阻滞可发生在房室结、希氏束及束支等不同的部位。根据阻滞程度的不同，可分为一度、二度和三度房室传导阻滞。三种类型的房室传导阻滞其临床表现、预后和治疗有所不同。一度房室传导阻滞的患者通常无症状。二度Ⅰ型房室传导阻滞的患者可以无症状，如有症状多为心悸或是有心搏暂停的感觉。三度房室传导阻滞的患者其症状与心室率的快慢和伴随疾病相关，患者可感到疲倦、乏力、头晕、晕厥、心绞痛等，如并发心力衰竭时会有胸闷、气促及活动受限。以上三种类型的房室传导阻滞可以随着病情的进展发生转化。当一、二度房室传导阻滞突然进展为三度房室传导阻滞时，因心室率突然减慢导致脑缺血，患者可能出现意识丧失、抽搐，严重者可发生猝死。

（2）**室内阻滞**：心室内传导阻滞指的是希氏束分支以下部位的传导阻滞，一般分为左、右束支传导阻滞及左前分支、左后分支传导阻滞。临床上除心音分裂外无其他特殊表现。诊断主要依靠心电图。

20. 中医怎么认识心律失常

心律失常在传统中医中属于中医"心悸""胸痹""心痛"等范畴。心律失常是中老年人常见的心血管系统疾病，发作时常伴有胸闷、气短、失眠、健忘、眩晕等症状，会影响到脑、肾等其他重要脏器，严重者可危及生命，一定要引起足够的重视。正常情况下心之气络与脉络相互协调，维持心脏正常频率和节律的搏动，以推动血液循行，发挥濡养周身及心肌自身供血的作用。中医认为，心律失常是由于心之气阴两虚，络脉瘀阻，导致心神失养或心神受扰，进而出现心中悸动不安、脉律失常的一种病症。气阴两虚，使心失滋养；络脉瘀阻，使气血运行不畅。

21. 中医如何辨证论治心律失常

（1）心气不足型：

感觉胸闷气短，头晕心悸，乏力出汗，动则加剧，舌淡红、苔薄白、脉弱。

治法：养心益气。

方药：炙甘草汤。

（2）心阳不振型：

精神疲惫，胸闷气短，四肢发凉，心悸不安，舌淡、苔白、脉沉细或结代。

治法：温补心阳。

方药：桂枝甘草龙骨牡蛎汤。

（3）阴虚火旺型：

腰膝乏力，头晕目眩，心烦失眠，心悸耳鸣，手足心热，舌红少苔、脉细数。

治法：滋阴降火。

方药：天王补心丹。

（4）心血不足型：

身体疲倦，感觉无力，头晕，心悸，面色暗淡，舌淡、脉细。

治法：补血养心。

方药：归脾汤加减。

（5）痰热扰心型：

眩晕恶心，失眠多梦，胸闷心悸，痰多口苦，舌苔黄腻、脉滑数。

治法：清心化痰。

方药：小陷胸汤。

（6）心脉瘀阻型：

时感心痛、夜间尤甚，胸闷，心悸，嘴唇发青，舌质紫暗或带有瘀斑、脉涩。

治法：活血通脉。

方药：桃仁红花煎加减。

22. 如何预防心律失常

心律失常发生无法完全预防，但可以采取适当措施降低发生率。

（1）**预防诱发因素**：常见诱因有吸烟、酗酒、过劳、紧张、激动、暴饮暴食、消化不良、感冒发热、摄入盐过多、血钾和血镁低等。患者可结合自身以及以往发病的情况，总结经验，避免可能的诱因，这比单纯用药更简便、安全、有效。

（2）稳定的情绪：精神因素中尤其紧张的情绪易诱发心律失常，所以要以平和的心态去生活，避免过喜、过悲、过怒，不计较小事，遇事自己能宽慰自己，不看紧张刺激的电视如球赛等，保持平和稳定的情绪，精神放松，不过度紧张。

（3）生活规律：按时睡觉、起床，保证充足睡眠，居住环境一定要清净、避免喧闹、多种花草，有利于怡养性情。注意劳逸结合，根据自身情况选择合适的锻炼方式，如散步、打太极拳、练气功等，节制房事，预防感冒，尽量保持标准体重，注意饮食，因为肥胖会增加心脏负担，少食多餐、以清淡为主，保持低盐低脂、高蛋白饮食，摄入多种维生素，食物清洁卫生，冷热适宜，定时定量。进食纤维素丰富的食物，保持大便通畅。心律失常患者忌饮浓茶、喝咖啡、抽香烟、喝烈酒以及食用煎炸食品。

（4）注意季节、时令、气候变化：因为寒冷、闷热的天气及对疾病影响较大的节气，如立春、夏至、立冬等很容易诱发或加重心律失常，应当提前做好预防，注意保暖，采取通风、降温等措施。

（5）合理用药：心律失常治疗中强调用药个体化，而有些患者往往愿意接受病友的所谓建议而自行改药、改量，这样做是危险的。患者必须严格遵照医嘱服药，并注意观察用药后的反应。有些抗心律失常药有时能导致心律失常，所以，应尽量少用药，做到合理配伍。

（6）定期检查：定期复查心电图、电解质、肝功能、甲状腺功能等，因为抗心律失常药可影响电解质及脏器功能。用药后应定期复诊，观察用药效果和调整用药剂量。检测心电图，养成摸脉搏的习惯，自我监测病情，家属学会心肺复苏术，以备应急。

（7）安装起搏器者：外出时随身携带诊断卡，注明姓名、家庭住址、电话号码、起搏器型号，以备急用。

23. 哪些心律失常需要进行治疗

首先判断心律失常是否已经严重影响心脏泵血的生理功能，如果是则应当马上进行治疗。导致心律失常的基础疾病是否稳定，如急性心梗伴心律失常会处于心电不稳定状态，应严密监护并及时治疗，尤其是室性心律失常患者。患者的心脏功能是否良好，心力衰竭患者合并心律失常则其危险性明显增高，应当尽力纠正。心律失常持续时间是否呈慢性反复发作性，长期快速发作的心律失常可以导致心肌病变、心脏扩大，产生不良后果，也应当给予治疗。

24. 心律失常的治疗方法

（1）**轻度的心律失常**：对于心律失常程度比较轻的患者来讲，可以不采取治疗，在生活中不需要药物辅助。就好比有些患者的束支传导受到阻碍或者分支传导受到一定的阻碍，但是存在预激综合征。在临床上有很多患者出现这些症状的时候，往往会导致内心十分惶恐不安，其实，没有必要那么着急，主要是因为单纯的束支或者分支传导阻滞过程中如果没有症状出现，就不会对心脏产生很大的影响，所以患者不必担心。

（2）**药物治疗**：药物治疗是治疗心律失常最常见的方法，由于心律失常常呈现出复杂性，所以选择药物进行治疗的途径也不相同。一般的药物治疗都是通过口服，对于比较严重的心律失常患者，需要对其进行静脉注射。对于药物的选择也比较关键，如果不是急性心律失常不建议采用药物治疗，如需药物治疗时应当着重选择中药进行治疗，尽量不要选择西药进行治疗。相比于西药，中药的治疗效果要好一些。

（3）**电学治疗**：心律失常近几年的发病率大幅度提高，在紧急状态下的心律失常患者应当选择电学治疗的方式，主要的治疗方法包括电复律、电刺激法、心脏起搏法等。

（4）**手术治疗**：主要是针对比较严重的心律失常患者，通过将患者的旁路或者慢通道进行切断，以及对室性心动过速进行手术治疗等。对于严重的心律失常患者可以通过手术的方法，为患者安装心脏起搏器，通过机械的方法能帮助心脏正常搏动，从而达到治疗的目的。

25. 心律失常治疗的目的

主要目的是控制病情发作，去除病因病灶及预防复发等，治疗原则就是采用正确有效的方案进行治疗，避免病情加重给患者造成不良影响，患者一定要在医生指导下采用适合自己的办法治疗，这样可以取得较好的治疗效果。

（1）**维持正常的血液循环状态**：心脏在正常情况下具有很好的代偿和调节能力，维持正常血液循环状态，使血压保持在正常或接近正常范围。但是当心脏发生病变，心脏功能不正常时，便失去了代偿和调节能力，引起心排出量减少，血压下降及血液循环障碍。如果心房收缩功能失常，或心房和心室收缩程序改变，能使心排出量下降，引起患者心悸、胸闷、无力等症状。根据病情，采用不同的治疗方法，如药物、电除颤、射频消融或安装起搏器等，纠正心律失常，便可维持正常或接近正常的血液循环状态。

（2）**减轻或消除症状**：多数心律失常的患者有一定的症状，包括心悸、胸闷、心前区不适、无力等症状，甚至影响睡眠、工作、休息等日常生活。如果得到及时治疗，上述症状减轻或消失，能提高患者生活质量。

（3）预防猝死：心源性猝死是临床上常见的死亡形式，猝死的病例中，有 80%~90% 的患者死于快速型室性心律失常并发室颤，其余 10%~20% 是缓慢型心律失常和电机械分离。因此抗心律失常治疗对预防猝死能起到一定作用。

26. 哪些心律失常是可以治愈的

缓慢性心律失常如病窦综合征、房室传导阻滞可以通过植入永久性起搏器获得治愈，房室结折返性心动过速、房室折返性心动过速、心房扑动、特发性室速可以通过射频消融术治愈。房颤也可进行射频消融术治疗，但是目前复发率仍然相对较高。

五、心力衰竭

1. 什么是心力衰竭

心力衰竭简称心衰，它不是一个独立的疾病，是指各种病因所致心脏病的严重阶段，是由心脏结构性和功能性疾病所致的一种临床综合征。心力衰竭是心血管疾病发展至一定的严重程度，心肌收缩力减弱或舒张功能障碍，心脏排血量减少及（或）不能将静脉回心血量充分排出，不能满足机体组织细胞代谢需要，同时静脉血回流受阻，导致静脉系统淤血及动脉系统血液灌注不足引发血液动力学、神经体液的变化，而致心脏循环衰竭，主要表现为呼吸困难、疲乏和液体潴留所致的肢体水肿等。

2. 心力衰竭的常见病因是什么

（1）心肌病变：心肌病变分为原发性心肌损害和继发性心肌损害。常见的原发性心肌损害有冠状动脉痉挛导致的缺血性心肌损害，如心肌梗死、慢性心肌缺血；炎症和免疫性损害，如心肌炎、扩张型心肌病；遗传性心肌病，如扩张型心肌病、肥厚型心肌病、右室心肌病等。继发性心肌损害，如糖尿病、甲状腺病导致的心悸损害。长期大量饮酒也可致酒精性心肌病等。

（2）**心脏负荷过重**：如高血压和主动脉瓣狭窄时使左心压力负荷过重。肺动脉高压、肺动脉瓣狭窄时使右心室压力负荷过重；房间隔缺损、肺动脉瓣或三尖瓣关闭不全等会加重心室容量负荷；严重缺血、甲状腺功能亢进和脚气病等可使左、右心室容量负荷同时加重。

（3）**其他**：冠心病心肌缺血、高血压心肌肥厚、肥厚型心肌病及限制性心肌病和缩窄性心包炎等，其会使心脏舒张功能受限、二尖瓣狭窄，影响到心室的充盈。

3. 心力衰竭的诱因有哪些

临床上有许多因素可在心力衰竭基本病因的基础上诱发心力衰竭，这些因素称为心力衰竭的诱因。

（1）**感染**：各种感染尤其是呼吸道感染是诱发心力衰竭的重要因素。特别是全身感染可通过多种途径加重心脏负荷，易诱发心力衰竭。主要机制为发热时交感神经兴奋，代谢增加，心率加快，加重心脏负荷、加剧心肌耗氧。内毒素直接损伤心肌细胞，若发生肺部感染，则进一步减少心肌供氧。

（2）**心律失常**：心律失常既是心力衰竭的原因，也是心力衰竭的诱因。尤其以心房纤颤、室性心动过速等快速型心律失常为多见。其诱发心力衰竭的机制主要为房室协调性紊乱，导致心室充盈不足进而射血功能障碍、舒张期缩短，冠状动脉血流不足，导致心肌缺血、缺氧。心率加快，耗氧量增加，加剧缺氧。心律失常既可以是心力衰竭的基本病因，也可使心功能不全患者从代偿期转向失代偿期，发生心力衰竭。酸中毒和电解质紊乱酸中毒、高血钾、低血钙可减弱心肌收缩能力。

（3）**妊娠与分娩**：妊娠期血容量增多，至临产期可比妊娠前增加 20% 以上，血浆容量增加比红细胞增加更多，可出现稀释性贫血，加上心率增快和心搏出量增大，使机体处于高动力循环状态，心脏负荷加重。分娩时由于精神紧张和疼痛刺激，使交感—肾上腺髓质系统兴奋，一方面回心血量增多，增加了心脏的前负荷；另一方面外周小血管收缩，射血阻力增大，使心脏后负荷加重，加上心率加快，使心肌耗氧量增加、冠状动脉血流不足，导致心力衰竭的发生。

（4）**临床治疗不当**：如洋地黄用药安全窗（药量的安全范围）很小，易发生中毒，在心肌缺血、缺氧情况下则中毒剂量更小，过多、过快输液也会诱发心力衰竭的产生。

（5）**其他**：劳累、情绪激动、精神压力过大、环境和气候的变化等也可诱发心力衰竭。

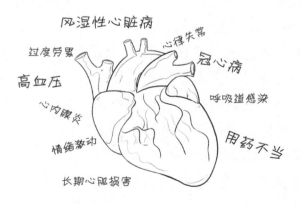

4. 心力衰竭的临床表现是什么

按心力衰竭发展的速度可分为急性和慢性两种，以慢性居多。急性者以左心衰竭较常见，主要表现为急性肺水肿。根据心力衰竭发生的部位可分为左心、右心和全心心力衰竭。左心衰竭的特征是肺循环淤血；右心衰竭以体循环淤血为主要表现。按心脏功能可分为收缩性或舒张性心力衰竭，典型临床表现如下：

左心衰竭：以肺淤血及心排出量降低表现为主；右心衰竭：以体静脉淤血表现为主；全心衰竭：同时有左侧及右侧心力衰竭的表现。

左心衰竭最典型的症状是程度不同的呼吸困难，活动时加重，严重者端坐呼吸、咳嗽并伴白色泡沫样痰，痰带血丝或粉红色泡沫样痰；右心衰竭最典型的症状是食欲降低、双下肢浮肿、肝区胀痛、肝大、腹胀、恶心、呕吐、少尿等。

除原有心脏病体征外，右心衰竭时若右心室显著扩大形成功能性三尖瓣关闭不全，可有收缩期杂音；体循环静脉淤血体征如颈静脉怒张和（或）肝－颈静脉回流征阳性、下垂部位凹陷性水肿；胸水和（或）腹水；肝肿大，有压痛，晚期可有黄疸、腹水等。

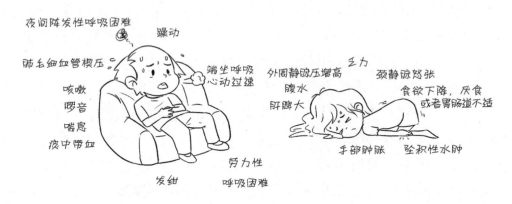

5. 心力衰竭的特殊表现有哪些

心力衰竭有一些特殊表现，易被误认为其他疾病，应引起注意。

（1）纳差、腹胀、腹泻，貌似胃肠炎。这种情况主要见于右心衰竭，由于右心回流血液受阻，使体循环的静脉压升高，导致胃肠道、肝、胆等内脏淤血，出现食欲不振、腹胀、恶心、呕吐等症状，病情严重者还可因胃肠平滑肌缺血性痉挛而导致腹痛、腹泻。如果不详细询问病史及查体（右心力衰竭一般有肝大、下肢浮肿、颈静脉怒张等阳性体征），很容易被误诊为慢性胃肠炎等消化道疾病。

（2）**尿少、浮肿，貌似肾脏疾病。**心力衰竭患者由于心排血量降低，体循环淤血，有效循环血量减少，肾血流不足，而导致24小时总尿量减少，夜尿相对增多。但与肾脏病不同的是，心源性水肿多从人体的足踝、小腿等下垂部位开始，而肾性水肿常常首先出现在面部。另外，心源性水肿患者尿常规多正常，且同时伴有心力衰竭的其他症状和体征。

（3）**情绪或精神异常，貌似老年性精神病或脑病。**有些老年心力衰竭患者精神症状表现突出，如头晕、失眠、烦躁不安、幻觉、谵妄、意识不清甚至昏迷等，这主要是由于老年人都存在不同程度的脑动脉硬化及脑供血不足，在心力衰竭时，由于心排血量下降，脑缺血症状会进一步加重。另外，由心力衰竭继发的水和电解质紊乱，引起脑代谢异常，也是导致精神障碍的一个重要原因。如不注意鉴别，很容易被误诊为老年性精神病、脑卒中、脑肿瘤等。

（4）**咳嗽、气喘，貌似气管炎、哮喘病。**左心衰竭最初多表现为频繁干咳或气喘，活动及劳累时尤甚；也有的在夜间突然被憋醒，呼吸短促，被迫坐起后症状才逐渐缓解。这是由于左心衰竭导致肺淤血及支气管黏膜水肿、分泌物增多，使呼吸道通气受阻所致。由于老年人多有慢性支气管炎、肺气肿等慢性肺部疾患病史，因而当心力衰竭以呼吸道症状为突出表现时，易被误诊为支气管炎或哮喘发作。区别在于心源性咳喘与体位关系密切，卧位时症状重，坐（立）位时症状减轻，并且常常在夜间发作。

6. 如何自测心力衰竭的严重程度

判断一个人是否有心脏功能不全以及严重程度，可根据其气促和乏力等症状与日常体力活动的关系进行判断。具体判断见下表：

心脏功能	屏气试验	临床表现	临床意义	麻醉耐受力
I	30秒以上	普通体力劳动、负重、快速步行、上下坡，不感到心慌气短	心功能正常	良好
II	20~30秒	能胜任正常活动，但不能跑步或做较用力的工作，否则心慌气短	心功能较差	麻醉处理正确恰当，耐受力仍好
III	10~20秒	必须静坐或卧床，活动后即出现心慌气短	心功能不全	麻醉前充分准备，麻醉中避免心脏负担
IV	10秒以内	不能平卧，端坐呼吸，肺底啰音，轻微活动即出现心慌气短	心功能衰竭	麻醉耐受力极差

 I级 日常体力活动（比如做家务、爬楼、步行1000米等）不受限制，不会出现疲劳、呼吸困难等

 II级 体力活动轻度受限制，步行500~1000米或登3~4层楼出现疲乏、呼吸困难、心悸等，休息后症状消失

 III级 轻微体力活动（如日常家务、爬2层楼梯），就会引起呼吸困难、心悸等，休息后有所缓解，但是症状不会消失

 IV级 不能从事任何体力活动，休息状态下也存在心衰症状，活动后加重

7. 心力衰竭的一般治疗措施有哪些

心力衰竭治疗的目的就是纠正血流动力学异常，缓解症状，提高运动耐量，改善生活质量，防止心肌损害进一步加重，降低病死率。

（1）**去除或缓解基本病因**：所有心力衰竭患者均需要进行导致心力衰竭的基本病因评价。明确是什么原因导致心力衰竭，如心肌缺血、冠心病、心脏瓣膜病、主动脉瓣疾病、心肌炎、甲状腺功能亢进等，对病因采取针对性治疗措施，改善心脏功能。

（2）**去除诱发因素**：临床上最常见的诱因包括感染（特别是呼吸道感染、感染性心内膜炎）、严重心律失常、过度劳累、情绪激动或忧虑、妊娠或分娩、水电解质紊乱和酸碱失衡等，必须进行相应处理。

（3）**减轻心脏负荷**：包括休息、低盐饮食，适当应用镇静药、限制活动等。

1）常用利尿剂：①噻嗪类，如双氢克尿噻、氯噻酮等；②袢利尿剂，如速尿、利尿酸钠、丁苯氧酸；③保钾利尿剂，如安体舒通、氨苯蝶啶。

2）血管扩张剂：血管扩张剂治疗心力衰竭的基本原理是通过减轻前或（和）后负荷来改善心脏功能。分为：①静脉扩张剂，如硝酸甘油和硝酸盐类等；②小动脉扩张剂，如肼苯哒嗪、敏乐啶等；③小动脉和静脉扩张剂，如硝普钠、酚妥拉明、哌唑嗪、巯甲丙脯酸等。

3）加强心肌收缩力：洋地黄类药物，常用制剂如毒毛旋花子苷K、毒毛旋花子苷G、西地兰、地高辛、洋地黄叶、洋地黄毒苷等。

（4）**其他**：合理运用血管紧张素转化酶抑制剂、血管紧张素受体阻滞剂和醛固酮受体拮抗剂：这些是延长患者生命的措施，但其各有一定的适应证和禁忌证，正确掌握用药的时机尤为重要。

此外，随着科学技术的不断进步，出现了一些用来治疗心力衰竭的新兴方法。如三腔起搏器、干细胞移植等治疗。中医对心力衰竭的治疗有着重要作用，使用一些汤剂对心力衰竭的治疗能起到显著的作用。对于顽固性心力衰竭或终末期心力衰竭可短期使用非洋地黄类药物，如多巴胺、多巴酚丁胺、米力农、氨力农等，使患者度过危险期后再恢复常规治疗。

8. 心力衰竭患者日常应该注意什么

（1）**保持起居有规律**：做好心理调节、提高自控能力，首先树立战胜疾病的信心和勇气，同样患有心功能不全，因精神状态不同，预后则显著不同。情绪沉闷、精神压力过大，可增加心脏负担，加重心功能不全。

（2）**强调动静结合**：根据心脏功能情况，适当进行运动和锻炼，合理安排作息时间。坚持每日午休 1 小时左右。在医生的指导下进行适当活动，一方面可避免形成褥疮和静脉血栓，另一方面可提高心功能储备力，增强抗病能力，减少感染，因为感染是诱发心力衰竭的主要病因之一。在运动时，患者应掌握"度"，以活动时不感到疲乏，最高心率每分钟不超过 100 次为度，如心功能 I 级患者，可以慢跑、打太极拳、做操。心功能 II 级、III 级患者，可以到室外平地散步，做些力所能及的活动。

（3）**保持室内温度**：维持相对恒定温度。冬季室温最好控制在20℃左右，夏季需使用电扇，但应避免直接吹风，使用空调时要注意室内外温差不宜过大。

（4）**室内通风**：冬季室内每日至少通风两次，每次半小时，但患者要注意自身保暖，避免空气对流时引起感冒。

（5）**预防呼吸道感染**：呼吸道感染可诱发心功能不全，外出时应根据天气变化增减衣服，同时要注意口腔卫生。

（6）**饮食的调理**：食物应选择富含必需氨基酸的优质蛋白，如牛奶、瘦肉、淡水鱼等，还要低热量饮食。避免饮用刺激性的饮料，如浓茶、咖啡、汽水等，同时戒烟戒酒。控制盐的摄入量，每天不超过 5 克，可以多做一些糖醋和醋溜口味的菜肴，注意避免隐性高盐食品，如皮蛋、酱菜、腌肉等。勿暴饮暴食，宜少食多餐，尤其是晚餐勿吃过饱，以免增加心脏负担。

（7）**保持大便通畅**：避免便秘时过度用力。

9. 心力衰竭患者如何进行日常调护和掌握活动量

心力衰竭患者的活动和生活都比较受限，但是一定要保持良好的休息环境和适当的活动量。

（1）**环境适宜**：保持室内环境安静、舒适整齐、空气新鲜，冬

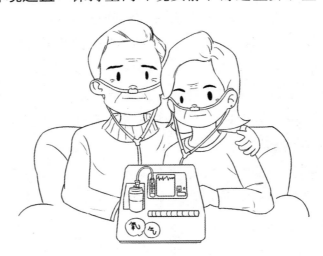

天注意保暖，以防止呼吸道感染而加重病情。氧疗可改善机体缺氧，促进组织代谢，维持生命活动，是心功能不全治疗的主要措施之一。给氧应从小流量开始，待患者适应后根据需要调节流量。心功能不全患者，应根据心功能不全程度，采取适当体位配合治疗。

（2）**睡眠体位**：一般患者应采取高枕位睡眠；体重较重者采取半卧位或坐位，可以减少夜间气短、喘憋等呼吸困难症状。严重心功能不全者或畸形左心功能衰竭者，应采取端坐位，同时双下肢下垂，使回心血量减少，膈肌下降，胸腔容积扩大，肺活量增加，可缓解呼吸困难。

（3）**适度活动**：对于轻度心功能不全者，不宜做重体力活动，可行日常活动。对于中度心功能不全患者，应增加卧床休息，避免剧烈运动项目，较适于散步一类轻活动，出现心功能不全症状即止。对于重度心功能不全患者应绝对卧床休息，待心功能改善后，根据病情恢复情况尽早活动，以防止长期卧床而导致肌肉萎缩、消化功能减退、静脉血栓形成等，活动应注意循序渐进。

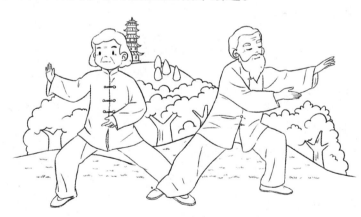

10. 患者在家突发心力衰竭应该怎么救助

第一，将患者扶起，背后垫些衣物，呈半卧位或端坐位，这样可减少静脉回心血量，有利于减轻患者肺部水肿，减轻呼吸困难。此时不要慌忙地把患者往医院送，也不要随意搬动患者，因为搬运和送医院途中都会增加心脏负担，使心力衰竭进一步加重，易并发或加重肺水肿，甚至会因此而造成患者的死亡。

第二，家中如备有氧气，可立即给患者吸入氧气。

第三，患者往往神情紧张、烦躁不安，可口服小剂量镇静剂，如安定等，以减轻患者焦虑。

第四，可给患者舌下含服 1 粒硝酸甘油或消心痛以扩张血管，减轻心脏负荷，必要时间隔 3 ~ 5 分钟可重复给药 1 次。

第五，病情稳定后，应将患者送往医院进一步救治。转送时仍应取半卧位，动作宜轻巧平稳，避免大幅度颠簸。

11. 中医对心力衰竭的辨证治疗

（1）慢性稳定期心力衰竭。

1）气虚血瘀证：

治法：补益心肺、活血化瘀。

方药：保元汤合血府逐瘀汤加减。

2）气阴两虚血瘀证：

治法：益气养阴、活血化瘀。

方药：生脉散合血府逐瘀汤加减。

3）阳气亏虚血瘀证：

治法：温阳益气、活血化瘀。

方药：真武汤合血府逐瘀汤加减。

（2）急性加重期心力衰竭。

1）阳虚水泛证：

治法：温阳利水，泻肺平喘。

推荐方药：真武汤合葶苈大枣泻肺汤加减。

2）阳虚喘脱证：

治法：回阳固脱。

推荐方药：参附龙牡汤加味。

3）痰浊壅肺证：

治法：宣肺化痰，蠲饮平喘。

推荐方药：三子养亲汤合真武汤加减。

12. 心力衰竭患者怎么进行中医膳食调理

可根据不同证候辨证进行食疗，利用食物的性味来调整阴阳偏盛偏衰，达到辅佐药物、祛邪扶正、恢复健康的目的。中药和食物在某些属性上相通，可以发挥协同作用。春季适宜升补、清淡可口，不宜辛温；夏季宜清热解暑、健运脾胃，忌辛热；秋季宜润燥平补；冬季宜温补。食药一体益气推荐加用党参、黄芪、白术、山药、扁豆、大枣等。慢性心力衰竭患者，使用黄芪丹参食疗汤（黄芪、丹参、猪瘦肉）可改善患者心功能情况。养血加用熟地、龙眼肉、当归等；滋阴加用麦冬、石斛、玉竹、鳖甲等；消食可用山楂、鸡内金、麦芽、莱菔子等；利水消肿用茯苓、薏苡仁、赤小豆等。老年慢性心力衰竭的患者，使用个性化饮食护理干预，可降低患者再住院率，缩短住院时间，并可有效改善患者营养状态。

13. 心力衰竭患者可以采用的运动疗法有哪些

慢性心力衰竭患者进行运动管理，可改善患者心功能、改善临床症状、降低死亡率和再住院率。心力衰竭患者应进行有规律的有氧运动，以改善症状、提高活动耐量。稳定的射血分数降低型心力衰竭患者进行有规律的有氧运动可降低心力衰竭住院风险。推荐慢性心力衰竭患者选择可以改善心肺功能的有氧运动，辅助抗阻运动。根据患者实际情况制定个体化运动处方。慢性心力衰竭患者过量运动具有一定危险性，合适的运动强度是制定和执行运动处方的关键。

（1）**有氧运动**：有氧运动是慢性心力衰竭患者运动康复的主要形式。有氧运动种类包括走路、踏车、游泳、骑自行车、爬楼梯、打太极拳等。运动时间为 30~60 分钟，包括热身运动时间、真正运动时间及整理运动时间。针对体力衰弱的慢性心力衰竭患者，建议延长热身运动时间，通常为 10~15 时间，真正运动时间为 20 ~ 30min。运动频率为每周 3~5 次，运动强度可参照心率、峰值摄氧量、无氧代谢阈值、Borg 自感劳累分级评分等确定。

（2）**抗阻运动**：在患者可耐受情况下，抗阻运动可作为有氧运动的有效补充。抗阻运动训练不加重左心室重构，且可增强肌肉收缩力，更好地提高心力衰竭患者的亚极量运动耐力。并且，抗阻运动训练可直接改善心力衰竭患者骨骼肌超声结构的异常和神经-肌肉功能，而并非简单增加肌肉体积。

（3）**中医运动疗法**：慢性心力衰竭患者，使用太极拳治疗，可提高患者心功能，改善生活质量。使用八段锦治疗，可提高患者心功能，改善生活质量，降低中医证候积分。研究表明在常规治疗基础上给予太极拳、八段锦干预，可明显提高慢性心力衰竭气虚血瘀证患者的运动耐量、生活质量，进而改善患者的心功能。推荐二十四式简化太极拳、八段锦每周练习 3~5 次，强度以自感劳累分级 11~13 分为宜。

14. 心力衰竭患者怎么进行体重管理

对肥胖的控制有助于预防心力衰竭的发生。体重控制目标为身高体重指数保持在 18.5~23.9。一般干预原则包括改变生活方式、饮食控制、增加运动、健康教育及心理治疗。慢性心力衰竭患者，使用体重干预与指导治疗，可以改善患者心功能，降低再住院率。心力衰竭患者每日测定体重对早期发现液体潴留非常重要。如在 3 天内体重突然增加 2kg 以上，应考虑患者已有钠、水潴留（隐性水肿）。

15. 中医药哪些疗法可以帮助心力衰竭患者戒烟限酒

戒烟和限酒有助于预防或延缓心力衰竭的发生。推荐对吸烟者反复提供戒烟建议，帮助其戒烟，避免被动吸烟。每次诊视询问吸烟情况并记录在病历中，劝导每个吸烟者戒烟，评估戒烟意愿的程度，拟定戒烟计划，给予戒烟方法指导、生活方式调整和（或）戒烟药物治疗，定期随访；对所有吸烟者加强戒烟教育和行为指导，每次就诊对患者强调避免在工作时或家中暴露于烟草环境；制订中等强度有氧运动计划，改善戒烟及戒烟后带来的各类伴随症状，如戒断症状、体重增加、忧郁、失眠等。

有研究提示中药复方治疗戒烟，初期当以理气清热、止咳利咽为主，久病则以益气生津、祛痰养络为主。中医外治疗法推荐耳穴埋豆治疗，选穴：口、肺、神门、内分泌、交感、脾、胃等。方法：王不留行子按压，每日 3~4 次，每个穴位按压 50 次，按压程度以酸、麻、胀、痛，能承受为度，每周换 1 次，两耳交替治疗（根据患者耐受情况调整）。针刺治疗推荐主穴：天门、列缺。根据病情辅以迎香等配穴。每日 1 次（根据患者耐受情况调整）。

心力衰竭患者不建议饮酒。

16. 中医药可以帮助心力衰竭患者进行情志调理

慢性心力衰竭患者，使用心理干预，可以缩短心力衰竭住院时间，改善心力衰竭患者焦虑、抑郁状态。

心力衰竭的情绪管理应贯穿全程管理的始终，了解患者对疾病的担忧、患者的生活环境、经济状况、社会支持，给予有针对性的治疗措施。可通过一对一方式或小组干预对患者进行健康教育和咨询。鼓励患者伴侣和家庭成员、朋友等参与患者的教育和咨询。梳理各种症状与情绪波动有无相关性，对帮助患者认识某些躯体症状与情绪的关系有帮助，可有针对性进行躯体化症状自评量表或 PHQ–9、GAD–7 及 HAD 量表评估。如果精神症状存在已较长时间（1 个月以上），精神中度异常者，建议由心理科医生进一步进行专业评估及干预；重度异常者，转至精神心理专科联合治疗。对于心血管疾病合并心理问题，当辨证施治，对于实证者应理气开郁，虚证者则养心安神、补益心脾、滋养肝肾；虚实夹杂者则视虚实的偏重而虚实兼顾。部分中成药对抑郁或焦虑有较好的治疗效果，如气虚血瘀证慢性心力衰竭患者，使用振源胶囊治疗，可改善患者心功能、心理状态，改善中医证候，提高生活质量。肝气郁结证慢性心力衰竭合并焦虑抑郁患者，使用柴胡疏肝散治疗，可降低患者的再住院率，改善患者焦虑、抑郁状态、中医证候、炎症反应，提高患者心功能，且安全性高。肝郁脾虚证慢性心力衰竭伴轻中度抑郁症患者，使用舒肝解郁胶囊，可改善心力衰竭患者抑郁症状，增加 6 分钟步行试验距离。肝郁脾虚证慢性心力衰竭合并抑郁的患者，加用逍遥散口服治疗，可显著改善患者的心功能及抑郁症状，提高生活质量，降低再入院率。

五行音乐疗法是建立在传统中医阴阳五行学说理论基础上，用音乐治疗或辅助治疗疾病的方法。肝气郁结证慢性心力衰竭合并抑郁患者，使用柴胡疏肝散加减联合五音疗法治疗，能明显改善患者心功能，改善抑郁症状，且安全性好。

中医运动疗法中，太极拳、八段锦可通过调理气血而疏导情志。老年慢性心力衰竭伴抑郁状态的患者，练习太极拳，可改善患者抑郁状态和生活质量。

17. 中医药怎样治疗心力衰竭患者睡眠障碍

睡眠时间长短及睡眠质量与心血管疾病的发病率和预后关系密切。对于睡眠障碍患者应进行睡眠卫生教育，根据不同情况选择松弛疗法、刺激控制疗法、认知行为疗法、中医外治疗法（如耳穴埋豆疗法）、足浴疗法、运动疗法、音乐疗法等。慢性心力衰竭伴睡眠障碍患者，使用缩唇 - 腹式呼吸训练，可改善睡眠质量、增强心功能。慢性心力衰竭患者，进行太极拳训练治疗，可提高患者心功能，改善抑郁状态、睡眠质量及生活质量。

18. 常用的治疗心力衰竭患者的中医适宜技术有哪些

（1）**体外反搏疗法**：慢性心力衰竭患者，使用经穴体外反搏治疗，可提高患者心功能。

（2）**熏洗疗法**：慢性心力衰竭患者，可以使用中药熏洗治疗。

推荐方药：①血瘀偏寒证：桂枝、川芎、羌活、冰片；②血瘀偏热证：葛根、郁金、薄荷、徐长卿；③血瘀痰湿证：瓜蒌、厚朴、乳香、没药；④水湿泛滥证：茯苓、槟榔、泽泻、桂枝。根据患者体质，辨证组方治疗。熏洗药液必须严格掌握温度，不可过热，避免烫伤皮肤、黏膜。

（3）**沐足疗法**：慢性心力衰竭患者，可以使用足浴治疗。

推荐方药为桂枝、鸡血藤、凤仙草、食盐等，煎煮泡足，根据病情及患者耐受情况调节适宜温度，以 35~45℃为宜，每日 1 次，每次 30 分钟。

（4）**耳穴埋豆疗法**：慢性心力衰竭患者，使用耳穴埋豆治疗，可提高患者左心室射血分数。耳穴埋豆可选择心、肺、脾、肾、三焦、小肠、内分泌、交感等，每日按压 4 次 ~5 次，发作时亦可按压刺激。隔 2~3 天换贴一次。

（5）**中药穴位贴敷疗法**：慢性心力衰竭患者，使用中药贴敷治疗，可改善患者心功能，提高中医证候疗效。

常用穴位有心俞、膻中、内关、厥阴俞、至阳、通里、巨阙、足三里、三阴交、脾俞、肺俞、关元、丰隆等，根据患者的症状或病位辨证取穴。根据病情辨证选用活血化瘀、芳香开窍等药。同一穴位敷贴时间为 2~6 小时，每日或隔日 1 次。对药物或敷料成分过敏者或贴敷部位有创伤、溃疡者禁用。

（6）**穴位埋线**：慢性心力衰竭患者，使用穴位埋线治疗，可提高患者心功能。

穴位埋线要注意埋线材料的选择，避免过敏反应，有过敏史者禁用。

（7）**针刺疗法**：慢性心力衰竭患者，使用普通针刺治疗，可提高患者心功能。

常用穴位有巨阙、内关、心俞、足三里、厥阴俞、肺俞、郄门、血海、丰隆、中脘、下脘、气海、关元等。根据患者体质及合并病、兼夹症状，辨证选穴治疗。每次持续 20~30 分钟。

（8）**艾灸疗法**：慢性心力衰竭患者，使用艾灸治疗，可提高患者的心功能。使用温针灸治疗，可提高患者左心室射血分数。

气虚血瘀证可选关元、气海、神阙、中脘、至阳、灵台、神道、命门等穴；心肾阳虚证可选心俞、膻中等穴；阳虚水泛证可选用心俞、肺俞、脾俞、肾俞、关元、三阴交、水分、水道、气海、足三里等穴；阳虚血瘀证可选关元、气海、阴陵泉等穴，每穴灸治 10 分钟。

（9）**推拿疗法**：慢性心力衰竭患者，使用穴位贴敷联合穴位按摩治疗，可提高患者心功能。

常用穴位：心俞、内关、膻中、肾俞、神门。操作方法：按摩时伸直拇指，用拇指外侧在患者穴位上向前推按，其他四指微微蜷缩，每日 1~2 次，每次 3 分钟。

（10）**平衡火罐疗法**：慢性心力衰竭患者，可以使用平衡火罐治疗。

操作方法：根据病情选择合适的体位，暴露拔罐部位。在背部两侧沿膀胱经闪罐 3 个来回，其中一个从上到下，一个从下到上。背部涂适量甘油，沿背部两侧膀胱经、督脉循经走罐 3 个来回，沿背部两侧膀胱经摇罐。用小毛巾擦净背部甘油，留罐（根据患者病情留大椎、肺俞、膈俞、脾俞、肾俞）5~10 分钟。溃疡、皮肤受损处避免拔罐。

（11）**其他疗法**：包括中药热罨包疗法、揿针疗法及直流电药物离子导入、多功能艾灸仪治疗等。

六、高血压病

1. 什么是高血压病

　　高血压病是一种以动脉血压持续升高为主要表现的慢性疾病，常引起心、脑、肾等重要器官的病变。正常成人收缩压 < 140mmHg，舒张压 < 90mmHg。如果成人收缩压 ≥ 140mmHg，舒张压 ≥ 90mmHg 为高血压。数据显示我国高血压患病人数已达 2.7 亿。 诊断高血压时，必须多次测量血压，至少 3 次非同日血压值达到或超过 140mmHg 和（或）舒张压 ≥ 90mmHg，即可确诊为高血压病。仅有一次血压升高者尚不能确诊，需要随访观察。

　　高血压的症状多为疲乏，时有头晕，记忆力减退，休息后可消失。血压明显升高时，可出现头晕加重，头痛甚至恶心、呕吐。尤其是劳累后

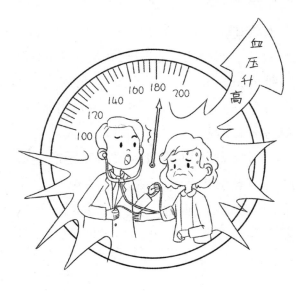

或情绪激动等引起血压迅速升高时，症状明显。但绝大部分患者即使血压很高也没有症状表现，这是需要特别注意的。

2. 高血压临床表现有哪些

高血压病的不同类型和病情发展的不同阶段，可有轻重不一、错综复杂的各种临床表现。高血压的症状因人而异。早期可能无症状或症状不明显，在体检时才被发现高血压。早期患者的血压上升，一般是收缩压和舒张压同时升高，并且大部分患者，波动性较大，在适当休息后可恢复到正常范围。

（1）缓进型高血压病：随着病程延长，血压明显地持续升高，逐渐会出现各种症状。主要临床表现如下：①头晕：头晕是高血压最常见的症状。有时是短暂的，经常在蹲或站的时候突然出现，有的是持久的。②头痛：头痛也是高血压的常见症状，多为持续性钝痛或搏动性胀痛，甚至有爆发性尖锐痛。③易怒、心悸、失眠：高血压患者易怒、敏感、易兴奋。心悸和失眠很常见，其中失眠症多为入睡困难或早醒、假睡、做各种噩梦和易醒。④注意力不集中、失忆：早期不明显，但随着病情发展逐渐恶化。⑤四肢麻木：手指、脚趾或皮肤麻木，如有蚁感或颈部、背部肌肉紧张疼痛。⑥出血：较为罕见。由于高血压可引起动脉硬化，血管弹性降低，脆性增加，容易破裂出血。

（2）急进型高血压和高血压危重症：当血压突然升高到一定程度时甚至会出现剧烈头痛、呕吐、心悸、眩晕等症状，严重时会发生神志不清、抽搐。多会在短期内发生严重的心、脑、肾等器官的损害和病变，如中风、心肌梗死、肾衰竭等。症状与血压升高的水平并无一致的关系。

（3）**继发性高血压**：临床表现主要是有关原发病的症状和体征，高血压仅是其症状之一。继发性高血压患者的血压升高可具有其自身特点，如主动脉缩窄所致的高血压可仅限于上肢；嗜铬细胞瘤引起的血压升高呈阵发性。

3. 高血压的危险因素有哪些

（1）**遗传**：有高血压家族史的人可能会被遗传因素影响，但这些遗传因素关键还是要通过环境因素才起作用，因此，高血压只能说是与遗传有关的疾病。家族中有多人发病，往往是因为一个家族具有相同的生活方式的缘故。

（2）**肥胖**：身高体重指数增加是高血压危险因素之一。肥胖不仅引起动脉硬化，还因脂肪组织内微血管增多，造成血流总量增加，易产生高血压。

（3）**饮食**：摄入过多食盐可导致高血压。专家建议，成人每天摄盐量不宜超过 5 克。此外，钾和钙摄入过低，优质蛋白质的摄入不足，也被认为是血压升高的因素之一。

（4）**年龄**：年龄与高血压关系也很大。就总人群来说，年龄每增加 10 岁，高血压发病的相对危险性增加29.3%～42.5%。

（5）**精神紧张**：长期精神紧张、脾气暴躁、烦恼、环境的恶性刺激(如噪声)等，都可导致高血压的发生。

（6）**职业**：工作紧张，注意力需要高度集中又缺少体力活动的职业，高血压的发病率明显增高。

（7）**嗜酒**：嗜酒也是高血压的危险因素。专家主张，人们可以喝少量红葡萄酒，因为红葡萄皮中的白藜芦醇有益于血管。但嗜酒尤其是经常饮白酒，饮酒量又较大容易引起高血压。

（8）**吸烟**：烟草中的尼古丁会使小动脉收缩，使血压升高。

4. 高血压有哪些分类

高血压的发病率越来越高，目前我国年龄 ≥ 18 岁成人高血压患病粗率为 27.9%，呈逐年增长的趋势。根据发病的原因，临床上将高血压可分为两类。

（1）**原发性高血压**：是一种以血压升高为主要临床表现而病因尚未明确的独立疾病，占所有高血压患者的 90% 以上，主要是见于 40 岁以上男性，大部分是由于遗传基因导致的。诊断的前提是血压测量要准确，排除任何影响因素及继发性高血压。目前尚没有药物可以治愈，只有通过长期服用降压药物治疗，低盐饮食，运动锻炼。

（2）**继发性高血压**：又称为症状性高血压，在这类疾病中病因明确，高血压仅是该种疾病的临床表现之一，血压可暂时性或持久性升高。主要见于肾实质性高血压、肾动脉狭窄、嗜铬细胞瘤、原发性醛固酮增多症、呼吸睡眠暂停综合征、皮质醇增多症、库欣综合征、肢端肥大症、真性红细胞增多症及药物性高血压等。判断是否为继发性高血压，主要包括有无肾炎病史或贫血病史，提示肾实质性高血压；有无发作性软瘫、肌无力等低血钾表现，提示原发性醛固酮增多症；有无心悸、阵发性头痛、多汗等症状，提示嗜铬细胞瘤。当这些引起血压升高的疾病得到有效的治疗后，患者往往不再需要使用降压药物，而血压会保持在合理范围内。然而，很多时候因医疗设备的限制和医疗水平的差距，继发性高血压经常被忽视或误诊。因此，当血压升高的时候，一定要明确是否是继发性高血压。

此外，还有一些特殊类型的高血压，如妊娠期高血压、顽固性高血压、"白大衣"高血压等。严格来讲，这些情况并不属于高血压分类的内容，只是由于其存在一定的特殊性，所以也需要重视。

5. 高血压的危害有哪些

高血压是指动脉血管内血液压力过高，是临床常见的全身性血管性疾病。部分患者多年来可能一直患有高血压却没有任何症状，但即使没有症状，长期血压升高的状态会对心脑血管、肾脏及眼底等系统器官的功能造成损害，包括以下几个方面。

（1）脑血管损害：如果血管内压力明显增高，很容易使脑内小动脉痉挛，导致头痛、头晕等症状，可能会有头部沉闷不适的现象，而且血压升高还会破坏血管内膜完整性，形成斑块，从而可能诱发急性脑卒中，如脑梗死、脑出血等。

（2）心脏损害：如果血压持续性升高，会使得心脏排血阻力增加，增加心室负荷量，导致心肌肥厚，心腔出现代偿性扩大，使得心排出量减少，以及心肌缺血和增加耗氧量，进而可能会诱发心力衰竭，甚至还可能会使心脏受损导致心律失常。

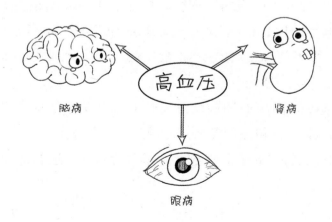

（3）**肾脏损害**：肾脏存在很多细小血管，如果血液对血管内壁压力持续增高，容易导致肾脏血管硬化，使得肾脏受损，进一步对高血压患者预后造成影响，可能会导致恶性循环，出现慢性肾衰竭。

（4）**视网膜损害**：人眼底毛细血管比较丰富，如果血压高，还可能会导致眼底视网膜或血管出现病变，出现视物模糊的症状，严重者可能会导致失明。

（5）**其他损害**：高血压还会造成血管内皮的慢性损伤，促进全身动脉粥样硬化的进展，加重动脉粥样硬化性心脑血管疾病的发生和发展。

为了身体健康考虑，高血压需要积极去专业医院就诊，明确诊断，遵医嘱采用相应的治疗方案，以免造成不良影响。

6. 高血压患者需要做哪些检查项目

高血压患者做检查的目的在于评估血压升高的水平、高血压的病因、危险因素和靶器官损害等，具体包括以下 3 个方面。

（1）**基本项目**：包括血常规、生化（主要是血脂、血糖、肌酐、电解质）、尿常规（尿蛋白、尿糖、尿潜血）、心电图检查等。

（2）**推荐项目**：包括 24 小时动态血压监测、超声心动图、颈动脉超声、血同型半胱氨酸测定、尿蛋白定量、踝臂血压指数、胸部 X 线片、眼底检查等。

（3）**选择项目**：如怀疑是继发性高血压患者，根据需要可以查血浆肾素活性、血和尿醛固酮、血和尿皮质醇、血和尿儿茶酚胺、甲状腺功能、肾脏和肾上腺超声、肾上腺 CT，进行睡眠呼吸监测等。

7. "高压"高和"低压"高哪个对身体危害大

众所周知，血压分为收缩压和舒张压，也就是俗称的"高压"和"低压"，两者任何一种超出临界值即为高血压，能够引发众多心脑血管疾病，威胁生命健康。通常情况下高压高更容易出现，且多为老年人，这与老年人机体衰老、血管弹性降低、血液黏稠度上升等都有很大关系；而"低压"高则更容易出现在年轻人身上，多与年轻人的饮食不均衡、酗酒、睡眠不规律、缺乏运动及精神紧张等存在关系。

通常情况下"高压"高的危险程度要高于"低压"高，这是因为"高压"通常发生于老年人，老年人受机体衰老影响，更容易发生危险；而"低压"高通常出现在年轻人，机体衰老程度低，具有一定抵抗能力，但是并不意味着低压高没有危险。如今众多心脑血管疾病发病越来越趋向于年轻化，死亡率和致残率也正逐渐升高。因此无论是"高压"高还是"低压"高都不可忽视，日常一定要注意监测自身血压情况，尤其是肥胖、缺乏运动、易怒、熬夜等人群。老年人则应养成按时测量血压的习惯，同时需注意自身异常，倘若出现头晕、头痛、胸闷不适，应尽快就医检查，以防高血压持续造成心、脑、肾等器官损伤。所以说，"高压"高和"低压"高其实并不存在哪个更危险的说法，正确降血压才是关键。

8. 高血压患者降压到多少合适

通过降压治疗使高血压患者的血压达到目标水平，以期降低心脑血管发病和死亡的总风险，但临床针对不同高血压患者，具体降压目标有所不同，具体如下。

（1）**一般高血压患者**：应将血压降至 140/90mmHg 以下。

（2）**伴有肾脏疾病、糖尿病和稳定性冠心病的高血压患者**：应将血压降至 130/80mmHg 以下。

（3）**脑卒中后的高血压患者**：一般血压控制目标为 140/90mmHg 以下。

（4）**65~79 岁的老年人**：第一步应降至 < 150/90mmHg；如能耐受，目标血压为 < 140/90mmHg。≥ 80 岁应降至 < 150/90mmHg。

（5）**舒张压低于 60mmHg 的冠心病患者**：应在密切监测血压的前提下，逐渐实现收缩压达标。

9. 常用的降压药有哪些

降压药物尽量选用证据明确、可改善预后的五大类降压药物，即 ACEI、ARB、β 受体阻滞剂、CCB 和利尿剂，为便于记忆，下文根据英文单词的首字母，分别以 A、B、C、D 简称。

（1）**A：ACEI 和 ARB**。两类药物降压作用明确，尤其适用于心力衰竭、心肌梗死后、糖尿病、慢性肾脏疾病患者，有充足证据证明可改善预后。用于蛋白尿患者，可降低尿蛋白，具有肾脏保护作用，但双侧肾动脉狭窄、肌酐 ≥ 3 mg/dL（265 μmol/L）的严重肾功能不全及高血钾的患者禁用。妊娠或计划妊娠患者禁用。ACEI 类药物易引起干咳，若无法耐受，可换用 ARB。两类药物均有引起血管神经性水肿的可能，但少见。

（2）**B：β 受体阻滞剂**。可降低心率，尤其适用于心率偏快的患者，用于合并心肌梗死或心力衰竭的患者，可改善预后；用于冠心病、劳力性心绞痛患者，可减轻心绞痛症状。但急性心肌梗死后超早期应慎用，心力衰竭急性期（有气短、端坐呼吸、不能平卧症状）不适合应用，应待病情平稳后再使用。心肌梗死或心力衰竭急性期不建议在基层首用 β 受体阻滞剂。以 β 受体阻滞作用为主的 α 和 β 受体阻滞剂，如卡维地洛、阿罗洛尔、拉贝洛尔等，也适用于上述人群。β 受体阻滞剂可降低心率，禁用于严重心动过缓患者，如心率＜ 55 次 / 分、病态窦房结综合征、Ⅱ度或Ⅲ度房室传导阻滞患者。哮喘患者禁用。大剂量应用时对糖脂代谢可能有影响，高心脏选择性 β 受体阻滞剂对糖脂代谢影响不大。

（3）C：CCB。最常用于降压的是二氢吡啶类 CCB，如氨氯地平、硝苯地平缓释片等。此类药物降压作用强，耐受性较好，无绝对禁忌证，适用范围相对广，老年单纯收缩期高血压等更适用。最常见的不良反应是头痛、踝部水肿等。

（4）D：利尿剂。噻嗪类利尿剂较为常用。尤其适用于老年人、单纯收缩期高血压及合并心力衰竭的患者。噻嗪类利尿剂的主要副作用是低钾血症，且随着利尿剂使用剂量增加，低钾血症发生率也相应增加，因此建议小剂量使用，如氢氯噻嗪 12.5 mg，每日 1 次。利尿剂与 ACEI 或 ARB 类药物合用，可抵消或减轻其低钾的副作用。痛风患者一般禁用噻嗪类利尿剂。严重心力衰竭或慢性肾功能不全时，可能需要应用袢利尿剂如呋塞米，同时需补钾，此时建议转诊至上级医院进一步诊治。

近年来由上述五大类药物组合而成的固定剂量复方制剂，由于服用方便，易于长期坚持，已成为高血压治疗的新模式，推荐使用。其他有明确降压效果的药物，包括复方利血平片、复方利血平氨苯蝶啶片等根据患者情况仍可使用。

10. 高血压中医治疗包括哪些方面

高血压中医证型包括肝阳上亢、痰饮内停、肾阴亏虚等。中医医师主要根据临床症状辨证治疗。中医辨证论治可改善患者生活质量，对协同西药抗高血压药物治疗有积极意义。

（1）**中药治疗**：肝阳上亢证，推荐天麻钩藤饮、镇肝熄风汤、建瓴汤及龙胆泻肝汤；推荐3种中成药，分别为天麻钩藤颗粒、清肝降压胶囊和松龄血脉康。痰饮内停证，推荐半夏白术天麻汤、泽泻汤、四妙丸；中成药可选用半夏天麻丸。肾阴不足证，推荐六味地黄丸、补肾降压方、肾气丸、真武汤；推荐中成药六味地黄丸、金匮肾气丸、杞菊地黄丸。若症见瘀血内停等证候，推荐血府逐瘀汤、养血清脑颗粒、银杏叶片。

（2）**针灸治疗**：针刺不仅可改善高血压患者临床症状，而且能平稳降压，减少并发症及靶器官损害。针灸可选取太冲、行间、涌泉、阳陵泉、三阴交、足三里、丰隆、太溪、曲池等穴。太冲向涌泉透刺，增其滋阴潜阳之效；余穴常规刺法；虚者可加灸百会。

（3）**推拿**：在治疗高血压时，推拿同样需要辨证分型，选取不同经络及特定穴位。常见的按摩穴位有印堂、神庭、睛明、攒竹、鱼腰、太阳、翳风、听宫、率谷、内关、神门等。

（4）**刺络法**：即刺络放血疗法，是采用针具在选取的腧穴或浅表血络，进行刺络放血，以泻热化瘀，疏通经络。

（5）**拔罐**：主要利用燃火和抽气等方法排空罐内空气，形成负压，使罐吸附于相应腧穴及特定部位的体表，使局部皮肤充血、瘀血而达到通经活络、行气活血、消肿止痛、祛风散寒的目的。在临床应用时，也可将刺络法与拔罐法联合应用，增强其疏通经络、活血化瘀之功。

（6）**传统运动疗法**：既具有即刻降压作用，也有远期降压疗效，如太极、八段锦、气功、瑜伽等。太极拳通过动与静相互结合转化，将经络、吐纳相融合，促进脏腑的气血循环，改善脏腑功能，使身心处于和谐平衡。与剧烈运动相比，八段锦对体力要求更低，因动作简单、舒缓而广泛应用于多种疾病的治疗，包括高血压、糖脂代谢异常、睡眠障碍、颈椎腰椎疾病、心理焦虑、抑郁状态等。气功通过松紧结合、气沉丹田、身体中正及呼吸吐纳等反复运动，调节经络和脏腑器官功能，促进气血运行，改善健康状态，防治疾病。越来越多的研究表明，瑜伽不仅可减轻颈痛、背痛患者的疼痛程度，改善功能障碍以及关节活动情况，还可缓解压力，降低抑郁、焦虑情绪。

以上各种治疗方法均需要医生进行操作，请到正规医院接受治疗，或是在医生指导下用药，切勿自行操作。

11. 高血压患者日常注意事项有哪些

（1）**改善生活方式**：生活方式干预在任何时候对任何高血压患者（包括正常高值和需要药物治疗的高血压患者）都是合理、有效的治疗，其目的是降低血压、控制其他危险因素。

1）饮食宜清淡而有营养，忌肥甘辣咸。采用低盐低脂饮食，每人每日食盐的摄入量不超过5克，增加钾摄入，少吃动物的内脏、蛋黄和肥肉。失眠者睡前忌喝茶与咖啡。

2）让患者戒烟限酒。吸烟是一种不健康行为，是心血管疾病和癌症的主要危险因素之一。被动吸烟还会显著增加心血管疾病风险，戒烟的益处十分肯定。因此，强烈建议高血压患者戒烟。每日酒精摄入量男性不超过25g，女性不超过15g；每周酒精摄入量男性不超过 140g，女性不超过 80g。

3）控制体重：推荐将体重维持在健康范围内（BMI：18.5~23.9，男性腰围 ≤ 90 厘米，女性 ≤ 85 厘米）。建议所有超重和肥胖患者减重。控制体重，包括控制能量摄入、增加体力活动和行为干预。

4）适当运动：运动可以改善血压水平。有氧运动平均降低 SBP3.84mmHg，DBP 2.58mmHg。运动强度须因人而异，常用运动时最大心率来评估运动强度，中等强度运动为能达到最大心率 [最大心率 (次 / 分)=220– 年龄] 的 60%~70% 的运动，但高危患者运动前需进行评估。

5）精神紧张可激活交感神经从而使血压升高。保持心情舒畅，避免精神刺激；保持规律作息，防止过度疲劳。

6）注意防寒保暖，天气变化时要及时更换衣服，特别是严冬季节及在清晨起床或夜间临厕时要更加小心。

（2）**注意检测血压，坚持长期用药：**高血压目前尚不能治愈，需终身服药，血压下降后不能自行停药，延迟用药时间可能加重对器官的损害，发现血压升高时患者应及时服药。

12. 家中可以常备的降压药茶

（1）**菊花茶：**菊花有清热解毒、平肝降压的作用，取白菊花 20 克，沸水泡代茶饮，对早期高血压、头痛、头晕、耳鸣效果佳。也可用菊花加金银花、甘草同煎代茶饮用，具有平肝明目、清热解毒之特效。

（2）**山楂茶：**山楂能改善冠状动脉供血，具有促消化、增进食欲、降低血脂作用。取生山楂 30 克、何首乌 20 克，水煎代茶饮。

（3）**决明子茶：**决明子可祛风散热、平肝明目、利尿，对高血压、便秘、高血脂效果佳。取决明子 30 克、枸杞 30 克，水煎代茶饮。

（4）**荷叶茶**：用鲜荷叶半张洗净切碎，加适量的水，煮沸放凉后代茶饮用。

（5）**槐花茶**：将槐树生长的花蕾摘下晾干后，用开水浸泡后代茶饮用，每天饮用数次。

（6）**莲子心茶**：所谓莲子心是指莲子中间青绿色的胚芽，其味极苦，用莲子心 12 克，开水冲泡后代茶饮用，每天早晚各饮一次。

（7）**玉米须茶**：泡茶饮用每天数次，每次 25~30 克。

七、高脂血症

1. 什么是高脂血症

高脂血症是指血浆中脂质浓度超过正常范围。由于血浆中脂质大部分与血浆中蛋白质结合，因此本病又称为高脂蛋白血症。一般成年人空腹血清中总胆固醇超过 5.72mmol/L，甘油三酯超过 1.70mmol/L，可诊断为高脂血症，而总胆固醇在 5.2~5.7mmol/L 称为边缘性升高。

2. 高脂血症有哪几种

一般来说，高脂血症分为四大类：①高胆固醇血症。血清总胆固醇含量增高，超过 5.72mmol/L，而甘油三酯含量正常，即甘油三酯 < 1.70mmol/L。②高甘油三酯血症。血清中甘油三酯含量增高，超过 1.70mmol/L，而总胆固醇含量正常，即总胆固醇 < 5.72mmol/L。③混合型高脂血症：血清中总胆固醇和甘油三酯含量均增高，即总胆固醇超过 5.72mmo/L，甘油三酯超过 1.70mmol/L。④低高密度脂蛋白血症。血清高密度脂蛋白胆固醇（HDL 胆固醇）含量 < 0.9mmol/L。

3. 血脂为什么会高呢

脂肪来源有体内和体外两条途径。体内主要在肝内合成，而体外从食物中摄取。脂肪主要通过肝脏代谢清除，体内脂肪来源过多和肝脏清除减少都可导致血脂升高。例如，随着年龄的增长，肝脏清除脂肪的能力下降，血脂水平因此而升高。血脂偏高的亚健康状态和高脂血症的疾病状态，是由环境因素与遗传基因异常相互作用的结果。目前已知能引起血脂升高的环境因素主要是饮食因素。

（1）高胆固醇和高饱和脂肪酸的摄入。如喜欢吃肥肉和动物内脏，用猪油或其他动物油炒菜吃。

（2）从饮食中摄取过多的热量。引起肥胖或超重，是高血脂、高血压、糖尿病和心脏病常见的危险因素之一。

（3）不良生活方式。如长期静坐、酗酒、吸烟、精神紧张或焦虑等，都能引起血脂升高。

此外，血脂升高与遗传因素也有关。简单地讲，就是一个家族中出现多个血脂升高的患者，这是因为影响血脂合成与代谢的基因出了问题。

4. 高脂血症有哪些临床表现

高脂血症一般没有明显不适的症状，大多数都是在因其他疾病就诊或常规体检时发现，也有部分患者因出现血管疾病并发症而得以确诊。

高脂血症的典型临床表现包括黄色瘤、早发性角膜环、眼底改变，但发生率并不高，多见于家族性高胆固醇血症患者。①黄色瘤：脂质在局部沉积形成，常见于眼睑周围，可为黄色、橘黄色或棕红色，质地柔软。②早发性角膜环：常发生于 40 岁以下人群，位于角膜外缘，呈灰白色或白色。③眼底改变：见于严重高甘油三酯血症患者。

5. 不通过抽血化验也能判断血脂异常吗

高脂血症主要指以血液中总胆固醇、甘油三酯、低密度脂蛋白增高和高密度脂蛋白降低为特征的病变，分为原发性高脂血症、继发性高脂血症。两者在防治措施上有所区别：原发性高脂血症诱发因素为摄入脂质过多和清除血脂的物质不足，而继发性高脂血症除上述因素外，又和继发病变有关，所以对后者的治疗在调脂的同时应治疗相关疾病，如糖尿病、肾病综合征、甲状腺功能亢进、甲状腺功能减退等。

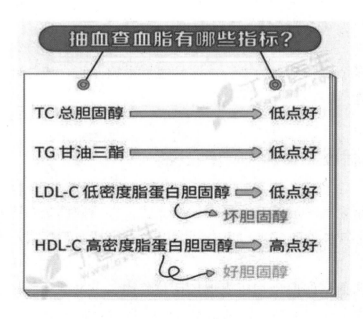

血脂异常既看不见也摸不着，通常需要抽血化验才能做出判断。但高脂血症的典型临床表现，如黄色瘤、早发性角膜环及眼底改变也能提示血脂异常。

6. 引起高脂血症的原因有哪些

脂肪摄入过多、脂蛋白合成及代谢过程的异常均可导致血脂异常，按照发病原因，高脂血症可分为原发性和继发性两种。

（1）**原发性高脂血症：**原发性高脂血症多与基因突变有关，具有明显的遗传倾向，因此具有家族聚集性。相当数量的人群原发性高脂血症原因不明，可能是基因突变与环境因素相互作用的结果。相关环境因素有不良饮食习惯、体力活动不足、肥胖、抽烟、酗酒及年龄增加。

（2）**继发性高脂血症：**由其他疾病及已知原因导致的血脂异常称为继发性高脂血症。

1）导致继发性高脂血症的常见疾病主要包括糖尿病、肾病综合征、肝脏疾病、甲状腺功能减退、系统性红斑狼疮、多囊卵巢综合征、库欣综合征等。

2）长期应用某些药物可能引起高脂血症，如糖皮质激素、噻嗪类利尿剂、β受体阻滞剂、部分抗肿瘤药物等。

3）另外，雌激素缺乏也可导致高脂血症的发生。

7. 怎样防治高脂血症

（1）**调整饮食结构：**少食富含胆固醇和饱和脂肪酸的食物。食物中的胆固醇主要来源于蛋黄、动物内脏、鱼子、鱿鱼和墨鱼等。

饱和脂肪酸主要见于肥肉、动物油脂、奶油蛋糕和棕榈油等。此外，植物油也不宜食入过多。多食含胆固醇低的食物如豆类、燕麦、大米等杂粮，以及粗纤维食物如芹菜、黄瓜等。

（2）**改善生活方式**：长期静坐、吸烟、酗酒、精神紧张等都能引起血脂异常，所以通过活动、戒烟限酒和调整情绪有助于调控血脂。

（3）**避免服用某些药物**：雌激素不管是用于激素替代治疗还是作为口服避孕药均可使甘油三酯升高，糖皮质激素也可增加血浆甘油三酯浓度，故要尽可能避免应用。

（4）**药物降脂**：对患有冠心病、糖尿病等同时合并血脂较高者，除了采取上述措施外，还需药物调脂，西药降胆固醇药首选他汀类，降甘油三酯以贝特类为佳。另外，中药何首乌、山楂、泽泻、决明子、女贞子等都有一定的降脂作用，且毒副作用较小。

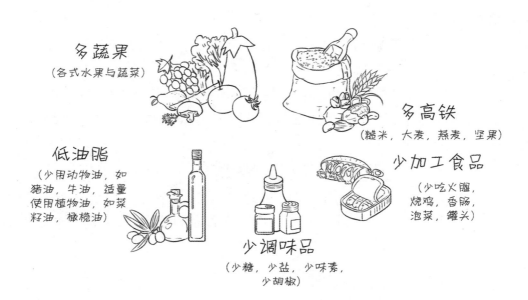

多蔬果
（各式水果与蔬菜）

多高铁
（糙米，大麦，燕麦，坚果）

低油脂
（少用动物油，如猪油，牛油，适量使用植物油，如菜籽油，橄榄油）

少加工食品
（少吃火腿，烧鸡，香肠，泡菜，罐头）

少调味品
（少糖，少盐，少味素，少胡椒）

8. 高脂血症患者应怎样服药

很多人认为一直吃鱼油、卵磷脂等补益药，就会有很好的效果，实际上并不是这样的。降脂药物分为很多种，不同的高脂血症要用不同的药物，任何一种药物都不是万能的。常用药物分为如下几类。

①他汀类，主要针对高胆固醇、高密度脂蛋白，如辛伐他汀、阿托伐他汀等；②降甘油三酯的贝特类，常用的有非诺贝特、吉非贝齐等，主要降低甘油三酯；③烟酸类，该类药物属于 B 族维生素，当用量超过其作为维生素作用的剂量时，可有明显的降脂作用；该药物对降低甘油三酯效果不错，同时可增加高密度脂蛋白。④胆酸螯合剂，有考来烯胺，常用药物有降胆宁。⑤胆固醇吸收抑制剂，此类药物主要通过抑制肠道内饮食和胆汁胆固醇的吸收来达到降低血脂的目的，如依折麦布。

9. 血脂降至多少才合理

这个没有统一的标准，要根据不同人群去判断，血脂不高，也没有糖尿病和高血压者，降到正常标准即可。具体的正常水平，分别是总胆固醇 2.8~5.17mmol/L，甘油三酯 0.56~1.7mmol/L，高密度脂蛋白男性是 0.95~1.15mmol/L，女性则是 0.9~1.55mmol/L。如果只是偏高一点，就需要参照这个标准去进行降脂。而患有"三高"或冠心病的人，就要区分高危和极高危了，正常来说，也要参考多项指标，重点需要参考的是低密度脂蛋白水平，甘油三酯的水平也需要参考，这两项对血脂的影响较大。建议患有"三高"或冠心病的人，如果处于高危阶段，最好将甘油三酯降到 1.7mmol/L 以下，低密度脂蛋白要小于 3.6mmol/L，已经发生过心脑血管事件的人，低密度脂蛋白的指标要控制在 1.8mmol/L 以内，其他指标也应该接近正常水平，但也要提醒一下，不是指标越低就越好，也不是降得越快就是越好，还是应该循序渐进地进行。

10. 口服降脂药期间应注意什么

长期服用降脂药物可以防止心肌梗死发生，降低猝死的风险，改善患者生活质量，延长寿命。长期服用降脂药物时，应注意以下问题：

（1）**降脂药物要在晚上服用**，因为胆固醇合成酶在晚上 8~9 时活性最高，晚上服用可以较好抑制内源性胆固醇的合成。

（2）**在服用降脂药物后 4~6 周，应复查血脂指标**，以了解降脂药物的疗效，同时医生根据患者血脂变化情况，调整降脂药物的种类和剂量。

（3）**副作用处理：**少数患者在服用降脂药物后，会出现轻度的腹部不适、恶心、厌食、呕吐和便秘症状，还有可能出现肝功能转氨酶的升高。如果副作用严重以致患者不能耐受，可以停药或换用其他降脂药物。最主要的副作用是引起肌病，患者一旦出现不明原因的肌肉疼痛和肌无力症状，应及时看专科医生，检测肌酸激酶等。

11. 降脂药他汀类真的会伤肝吗

大家可能都听过"在服用他汀类药物时，应该密切监测转氨酶以及肌酸激酶等生化指标，及时发现药物可能引起的肝脏损伤和肌病"这样的提示，大多数人可能都会执着于"肝损伤"，而忽略了"可能"两个字。其实在规范服用的前提下，他汀引起肝脏损伤的概率很低，而且即使对肝脏有影响，绝大多数患者也只是出现了轻度的甚至是没有症状的转氨酶升高。在使用他汀类药物之前，医生也会对患者的肝功能进行评估，评估使用他汀类药物的风险／效益比，如果弊大于利，则不建议使用。不过总体而言，对于已经需要服用他汀类药物的人来说，是利大于弊的，不需要过分顾虑。

12. 服用他汀类药物真正该注意什么

大家在普遍担心他汀类药物副作用的同时，往往容易忽略一些细节，比如在服药期间饮食不注意，像吃柚子就有可能会影响到服用他汀类药物的效果，柚子当中有一种叫作"呋喃香豆素"的特殊物质，这种物质可以影响到他汀类药物在人体内的代谢，让他汀类药物的分解变慢，增强了他汀类药物副作用出现的概率。另外，对于活动性肝炎患者、存在不明原因的转氨酶升高的患者、孕妇、哺乳期妇女应该禁用他汀类药物，一些心血管药物也不建议与他汀类药物同时服用。

13. 冠心病患者为什么要吃降脂药

冠心病是由于冠状动脉粥样硬化而导致心脏血管狭窄、堵塞，进而导致心脏缺血、缺氧的一种心脏病。当粥样斑块破裂、糜烂或出血，形成血栓的时候就会堵塞心脏血管，可以引发急性心肌梗死。而粥样斑块破裂的原因离不开两点：一是粥样斑块中脂肪太多；二是粥样斑块有炎症反应，包裹斑块的血管内层不稳定。绝大多数冠心病患者都存在高血脂，而降脂药物除了降脂之外，还能发挥抗炎效应，降低动脉粥样硬化斑块的脆性，稳定粥样斑块甚至缩小斑块，防止斑块破裂。他汀类药物是冠心病患者预防心肌梗死，改善预后的一种药物，使用降脂药的目的并非只是单纯地降血脂。

14. 高脂血症的危害是什么

（1）**加速人体衰老**：血清的胆固醇过高，就会引起人的大脑衰退；在高脂血症出现以后，患者就会出现过快衰老的症状，如行动能力变弱、记忆力减退等症状。

（2）**导致动脉粥样硬化**：由于高脂血症会直接损害血管的健康，当血脂浓度达到一定程度时就会导致患者出现全身性的动脉粥样硬化。

（3）**会引起冠心病**：高脂血症会导致心脏的负担明显增加，长时间会诱发冠心病。大量研究资料表明，高脂血症是导致脑卒中、冠心病、心肌梗死、心脏性猝死等疾病独立而重要的危险因素。

（4）**会引起高血压、糖尿病**：相关研究显示，如果高脂血症出现异常很容易就会影响到血压和血糖。面对高脂血症一定要提高警惕，使用合适的方法进行调节，不要让高脂血症诱发高血压、高血糖。

调节高脂血症的方法有很多，如药物、饮食、运动等治疗，建议大家结合个人的实际情况进行专业的调节。

15. 得了高脂血症要注意什么

（1）**远离高热量、高脂肪食品**：由于患者血液中的脂肪含量过高，所以要控制高脂肪食物的摄入，高热量的食物也要少吃，如肥肉、烧鹅、猪蹄、黄油、奶油、蛋糕、蛋黄、鱼子、动物内脏、鱿鱼等。要多吃海鱼、黑木耳、燕麦、海带、玉米等粗粮，精制白米、白面粉要少吃。

（2）**补充足够的蛋白质**：减少脂肪的摄入，要注意补充蛋白质，瘦肉、鱼虾、大豆、豆制品、脱脂奶是最适合患者的食物。多吃新鲜蔬果补充足够的维生素，很多蔬菜有降脂的作用，患者每天至少要吃 500 克蔬菜。

（3）**不要吃太饱**：很多高脂血症患者都是比较胖的，这是因为饮食不节制引起的，即使不吃高脂肪食物，如果每天都吃得太饱也不利于疾病治疗，每天吃 6~7 分饱就可以了。

（4）**合理减肥**：如果体重超标，身材肥胖，要合理进行减肥，尽量通过运动和饮食相结合的方式进行减肥，不要急于求成，长时间坚持，慢慢瘦下去才是健康的。

（5）**保持科学的生活方式**：防治高血脂也应注意养成科学的生活方式，早睡早起，适当参加体育运动和娱乐活动，不吸烟、不喝酒，避免精神紧张，并保持良好的精神状态。

如果能在日常生活中做好护理工作，积极配合医生的治疗，保持良好的心情，就能远离高脂血症的困扰。

16. 高脂血症会危及生命吗

如果患有严重的高脂血症，会危及人的生命。严重的高脂血症会导致脂肪肝，严重的脂肪肝会导致肝功能异常、肝硬化产生，从而危及患者生命。严重的高脂血症还会造成动脉硬化，引起冠心病、脑卒中。另外，甘油三酯过高，可诱发急性胰腺炎。特别是在肥胖的人群当中，如果血脂过高，加上体重过重，这种情况有可能会形成高脂血症急性胰腺炎，发病率是正常人的 3~5 倍。急性胰腺炎若治疗不得当可严重危及人的生命。

17. 中医怎么治疗高脂血症

高脂血症属于中医"痰湿""浊阻"范畴，与肝、脾、肾三脏有关，一般为脾虚运化功能失常，或膏粱厚味实热郁结，痰湿内生，体肥多湿。肝阴虚，肝阳上亢，木旺克土，脾胃蕴热，运化失司，热痰内生，或因肝郁不舒，肝气郁结，而使水谷精微不能正常输布。《素问·宝命全形论》曰"土得木而达",《素问·经脉别论》曰"食气入胃，浊气归心，淫精于脉"，饮食入胃化生水谷之精微，厚浊部分归心入脉，营养五脏六腑、四肢百骸。精微之正常输布与肝之条达有着密切的关系，肝气条达，脾土健运。肾虚而致脾虚，运化失常，湿浊内生，久之阻塞经脉而引起胸痹心痛。如《金匮要略·胸痹心痛短气病脉证治》曰"胸痹，不得卧，心痛彻背者，瓜蒌薤白半夏汤主之"，指出由痰浊阻络引起之胸痹心痛的治疗。

根据临床的不同表现，多采用利湿、化痰、清热、疏肝利胆、养阴补肾等法治疗。常用药物有茯苓、泽泻、半夏、白术、陈皮、茵陈蒿、金钱草、郁金、荷叶、金银花、忍冬藤、黄芩、黄连、虎杖、柴胡、大黄、玉竹、沙参、何首乌、女贞子、枸杞子、黑芝麻、黑桑椹、仙灵脾、桑寄生等。

18. 中医外治技术怎么治疗高脂血症

（1）针刺：以健脾化痰、疏肝利胆、宽胸理气、利湿降浊为治疗原则，常选肺、小肠、三焦、肾经及督脉的相关穴位，其他常用穴位有：内关、郄门、间使、神门、通里、合谷、曲池、乳根、足三里、丰隆、阳陵泉、肺俞、厥阴俞、三阴交、太白、公孙、太冲、曲泉、中脘等。每次辨证选取 3~5 穴，每日 1 针，留针 20~30 分钟，10 次为 1 个疗程。可用电针，也可用灸或穴位埋线等。

（2）**耳针**：选取饥点、口、肺、脾、内分泌、肾、直肠下段等穴，或取敏感点，用短毫针针刺或王不留行、白芥子压穴。

八、糖尿病

1. 什么是糖尿病

　　糖尿病是一种以高血糖为特征的代谢性疾病。当胰岛素分泌缺陷和（或）其生物作用受损时，可引起高血糖。初起即可引起毛细血管病变，进而引起微循环障碍；随后逐步累及小动脉、中动脉、大动脉，进而导致眼、肾、心脏、血管、神经等各种组织慢性损害、功能障碍，被称为"无声的杀手"。临床糖尿病中主要以两种分型为常见病症，即1型糖尿病（胰岛素依赖型糖尿病）和2型糖尿病（胰岛素非依赖型糖尿病）。二者的区别在于：1型糖尿病为胰岛素的绝对缺乏，2型糖尿病则为胰岛素相对缺乏且伴有不同程度的胰岛素抵抗。

　　在中医学中，糖尿病属于"消渴"范畴，主要症状为"多饮、多食、多尿、身体逐渐消瘦"，随着生活水平的提高及相关药物的及早干预，这些症状多不完全出现。中医主要分为阴虚内热型、气阴两虚型、阴阳两虚型三种证型。

2. 糖尿病发病现状

　　糖尿病患病人群非常庞大，并且是多种血管性疾病发生、发展、恶化的主要"元凶"。国际糖尿病联盟（IDF）发布的全球糖尿病地图显示，2021 年全球成年糖尿病患者高达 5.37 亿，并且约有 670 万人死于糖尿病或糖尿病并发症，占全球死亡人数的 12.2%。我国是成人糖尿病患者最多的国家，2011—2021 年中，我国糖尿病患者增幅达 56%，预测到 2045 年患者将达到 1.744 亿，我国糖尿病防控形势极其严峻。

3. 糖尿病有哪些症状

（1）"三多一少"症状。即：多饮、多尿、多食和消瘦。此类症状多见于 1 型糖尿病，发生酮症或酮症酸中毒时"三多一少"症状更为明显。

（2）疲乏无力，肥胖。此类症状多见于 2 型糖尿病。

（3）不易察觉的糖尿病症状。突然视力模糊，看不清东西；无端周身皮肤瘙痒，或反复起疖子；外阴瘙痒，或频繁尿路感染；后脚发凉，或四肢发麻、疼痛；脑血栓等。

4. 糖尿病发病原因是什么

（1）遗传因素：1 型或 2 型糖尿病均存在明显的遗传异质性。糖尿病存在家族发病倾向，1/4 ~ 1/2 患者有糖尿病家族史。临床上至少有 60 种以上的遗传综合征可伴有糖尿病。

（2）环境因素：进食过多，体力活动减少导致的肥胖是 2 型糖尿病最主要的环境因素，使具有 2 型糖尿病遗传易感性的个体容易发病。1 型糖尿病患者存在免疫系统异常，在某些病毒感染后引起自身免疫反应，破坏胰岛 β 细胞。

（3）中医认识：消渴（糖尿病）的病因多样，有禀赋不足、饮食失节、房事太过、情志失调、虫毒外感等因素。其病理因素多为痰浊、瘀血等，而该病病机主要为阴津亏耗，燥热偏盛，阴虚为本，燥热为标。

5. 什么是空腹血糖、餐后血糖

（1）**空腹血糖**：空腹血糖是指在隔夜空腹（至少 8 ~ 10 小时未进任何食物，饮水除外）后，早餐前采的血浆检测出的血糖值，能反映胰岛 β 细胞功能，一般表示基础胰岛素的分泌功能，是糖尿病最常用的检测指标。正常人的空腹血糖值为 3.9~6.1mmol/L。

（2）**餐后血糖**：餐后血糖一般是指早、中、晚餐（从吃第一口饭开始计时）后 2 小时测定的血糖。正常情况下，其正常值应小于 7.8mmol/L，接近空腹水平。需注意的是测量餐后 2 小时血糖时，降糖药需要照常使用。此指标可以反映餐后血糖的控制情况，以及进食量与降糖药用量是否合适；同时可以反映患者胰岛 β 细胞的储备功能，即进食刺激胰岛 β 细胞追加分泌胰岛素的能力。当餐后血糖超过 11.1mmol/L 时，可引起多种并发症，如肾脏病变、心脑血管病变、四肢麻木等。

6. 哪类人群容易患上糖尿病

（1）存在糖尿病家族史。

（2）"三高人群"：高血压、高血脂、高血糖常相互影响。

（3）缺乏运动，久坐，免疫力低下。

（4）体型肥胖。

（5）中老年群体。

（6）**生活习惯：**①饮食不良，喜食甜食、辛辣刺激和肥甘厚味食物，零食、饮料等毫不节制，三餐不规律；②生活作息不规律，长期熬夜、日夜颠倒、睡眠质量欠佳、睡眠时间严重不足；③有长期酗酒、吸烟史。

7. 糖尿病会引发哪些并发症

据世界卫生组织统计，糖尿病并发症高达 100 多种，是目前已知并发症最多的一种疾病。该病的主要表现为高血糖，持续的高血糖会使眼、肾、心脏、血管和神经等组织慢性损伤或功能障碍，引起糖尿病心血管病变、糖尿病肾病、糖尿病视网膜病变、糖尿病神经病变等慢性并发症，这些是糖尿病致残、致死的主要原因。

（1）**糖尿病急性并发症：**急性并发症往往起病急骤，可在短时间内引起多脏器功能衰竭，危及患者生命。主要包括糖尿病酮症酸中毒、糖尿病非酮症性高渗综合征、乳酸性酸中毒、糖尿病低血糖症，以上情况严重者会出现神经意识障碍直至昏迷，甚者可危及生命。

（2）**糖尿病慢性并发症：**目前糖尿病慢性并发症发病率明显高于急性并发症，成为糖尿病致残、致死的首要因素。

1）大血管并发症：心、脑血管病变主要表现为粥样动脉硬化，可引起冠心病、糖尿病性心肌病、脑血栓等。

2）微血管的病变：①眼部病变：主要包括糖尿病视网膜病变、糖尿病性白内障等病症，可导致糖尿病患者失明，严重影响患者的健康和生活；②糖尿病肾病：常见的病理性改变主要包括结节性、弥漫性肾小球硬化症，慢性肾小球肾炎及肾小管间质病变，是糖尿病慢性并发症中发病率最高的病变；③糖尿病足：在长期高血糖的影响下，可导致足部软组织、关节系统及足部组织神经系统的病变，若合并感染则会出现下肢溃疡及坏疽等表现，病情严重者需要截肢；④糖尿病神经病变：糖尿病神经病变可累及中枢神经、周围神经、自主神经及运动神经，从而导致患者出现肢端感觉异常、肌力减弱以致肌萎缩和瘫痪，以及胃肠、心血管、泌尿系统和性器官功能异常。

8. 糖尿病治疗"五套马车"

糖尿病治疗时间较长且过程较为复杂，因此对于糖尿病的科学治疗成为延缓糖尿病及其并发症发生发展的关键。为更好地控制糖尿病进程，医疗界提出了糖尿病治疗"五套马车"的概念。这五套马车分别是：饮食治疗、运动治疗、药物治疗、自我血糖监测及教育和心理治疗。

（1）**饮食治疗**：饮食治疗是糖尿病整个治疗过程中重要的组成部分，其主要目标是构建合理的饮食结构、保证均衡饮食。首先，糖尿病患者的饮食要做到"六不宜"：不宜甜、不宜咸、不宜腻、不宜辣、不吸烟、不饮酒。其次，需要培养良好的饮食习惯，做到定时定量进餐，细嚼慢咽及少吃多餐。同时，每日应按照脂肪20%~30%、碳水50%~55%、蛋白质15%~20%的比例均衡摄入谷类、肉蛋类、蔬菜水果、奶制品和油脂类等食物。

（2）**运动治疗**：规律的运动锻炼在2型糖尿病患者的综合管理中尤为重要，长期规律的运动有助于提高胰岛素敏感性，减轻体重，改善血糖及脂代谢紊乱，减少心血管危险因素。1型糖尿病患者可在餐后进行少量的运动但时间不宜过长（餐前需注射胰岛素，以防运动后引起低血糖）。2型糖尿病患者在运动治疗前需进行必要的心肺功能及运动功能评估，并在医师指导下进行运动。具体做法：每周进行至少 150 分钟中等强度（达到 50% ~ 70% 最大心率）的有氧运动。中等强度运动主要包括快走、打太极拳、骑车、打乒乓球、打羽毛球、打高尔夫球等；较大强度运动包括舞蹈、有氧健身、慢跑、游泳、上坡骑车、踢足球、打篮球等。患者需要定期评估并记录，提高自身运动依从性，并在运动后及时检测血糖。若伴有严重合并症的患者可在病情稳定后再恢复运动。

（3）**药物治疗**：在经过生活方式干预治疗后，如糖尿病患者血糖控制不达标，则需要通过药物治疗进一步干预。①降糖药物：口服降糖药物分为促进胰岛素分泌的药物（磺脲类、格列奈类、DPP-4 抑制剂）和通过其他机制降低血糖的药物（双胍类、TZDs、α-糖苷酶抑制剂、SGLT-2 抑制剂），同时还有胰岛素、GLP-1 受体激动剂等药物。②对糖尿病患者的心脑血管疾病进行防治，包括降压、调脂、抗血小板等治疗。

（4）**自我血糖监测**：提倡糖尿病患者把血糖的自我监测当作生活中的一部分，这不仅是控制血糖达标的重要措施，也是减少低血糖风险的重要手段。自我血糖监测主要包括：糖化血红蛋白，每 3 个月检测一次，待其水平控制在 7% 以下可每半年检测一次。末梢血糖测定，实时反映患者餐前、餐后、运动后或服药后血糖水平。动态葡萄糖监测系统，可以连续记录并了解血糖波动的趋势，有助于为患者精细化调整治疗方案。

（5）**教育和心理治疗**：目前，糖尿病治疗措施良多，但仍无法根治，加强糖尿病患者相关知识教育对其防治能起到关键作用。需要提倡患者进行长期科学合理的饮食及运动治疗，同时保持血糖等指标监测，必要时使用药物降糖。在医患双方的共同努力下，为糖尿病患者提供更加健康、快乐的生活。同时，应当为患者建立信心，使患者时刻保持积极、乐观的心态，只有这样才能战胜疾病。

9. 年轻人要不要早期筛查糖尿病

近几年，糖尿病患者数量上有所增加，更呈现出年轻化趋势。由于早期糖尿病没有明显的症状，有的患者即使出现症状，也容易将其与其他疾病搞混，导致不少患者患了糖尿病自己却并不知情。因此，我们一定要做好早期筛查和提前预防。

10. 怎样才能知道自己患有早期糖尿病

体重突然减轻、口腔问题频繁出现、时常手脚麻木、经常口干舌燥、小便次数增加、刚吃过饭就开始饿等情况，都可能是糖尿病预警信号。此外，随着小型快捷血糖测定仪的普及，我们也可以随时测量血糖水平，当空腹血糖大于或等于7.0mmol/L，或餐后两小时血糖大于或等于11.1mmol/L即可确诊为糖尿病。当空腹血糖在6.0~7.0mmol/L为糖尿病前期，或餐后血糖在7.8~11.1mmol/L时，即应引起注意，需进一步做糖耐量试验明确血糖情况。

11. 哪类人群应早期检测糖尿病

具有下列任何一个及以上的危险因素者，即为糖尿病高危人群，应尽早检测糖尿病：①年龄≥40岁；②有糖尿病前期史，包括糖耐量异常、空腹血糖受损或两者同时存在；③超重（BMI≥24）或肥胖（BMI≥28）和（或）腹型肥胖（男性腰围＞90cm，女性腰围≥85cm）；④静坐生活方式；⑤一级亲属中有2型糖尿病患者；⑥有巨大儿（出生体重≥4kg）生产史，或有妊娠期糖尿病病史的妇女；⑦高血压（收缩压≥140 mmHg和（或）舒张压≥90 mm Hg）或正在接受降压治疗者；⑧血脂异常（高密度脂蛋白胆固醇≤0.91 mmol/L和（或）总胆固醇≥5.72 mmol/L）或正在接受调脂治疗者；⑨心脑血管疾病患者；⑩有一过性类固醇性糖尿病病史者；⑪多囊卵巢综合征患者或伴有与胰岛素抵抗相关的临床状态（如黑棘皮征等）；⑫长期接受抗精神病药物或抗抑郁药物治疗者。

12. 早期糖尿病应怎样控制

早期糖尿病应注意严格控制生活方式。

（1）**控制体重**：糖尿病早期患者体重应减轻5%~10%或使身高体重指数（BMI）维持在24以内，也可根据公式简便计算：理想体重（kg）=身高（cm）-105。

（2）**控制饮食**：少食多餐，规律进食，定时定量。主食中粗、细粮搭配，全谷物、杂豆类占1/3；减少饱和脂肪酸摄入，适当进食低脂、低饱和脂肪和低反式脂肪酸的食物；摄入充足优质蛋白质；适当增加富含膳食纤维的水果和蔬菜以补充膳食纤维；并建议限盐、限酒。

（3）**坚持运动**：运动原则是持之以恒、量力而行、循序渐进。运动以中等强度为宜，推荐每周进行150分钟以上的有氧运动；运动时心率应该达到最大心率的60%~70%，自我感觉周身发热、微微出汗，但不是大汗淋漓；运动前后应注意热身与拉伸放松；建议测算运动时的脉率=170—年龄。每周可进行至少2次的肌肉抗阻运动。

（4）**药物治疗**：对于使用健康生活方式干预但血糖控制不佳者，应在专业医生指导下进行药物治疗。

（5）**定期监测**：定期监测自己症状的变化，体重、血压的改变，空腹血糖、餐后 2 小时血糖、凌晨 3 点钟血糖，并定期进行糖化血红蛋白、血脂、尿蛋白、肝肾功能及眼底检查等。

13. 糖尿病患者能吃含糖食物吗

糖尿病患者是可以吃适量含糖食物的，因为糖不仅指调味料及零食中的糖，更是指三大营养物质中的碳水化合物，是提供身体能量的主要来源。完全不吃碳水化合物（糖类）易致低血糖。所以，糖尿病患者只要控制好每天糖类的摄取量，是可以吃少量含糖食物的，但一定记住要相应减少主食的摄入量。

14. 每天食用相同食物更容易控制血糖吗

不会。很多糖友把血糖生成指数奉为饮食准则，与其背诵每种食物的血糖生成指数，不如记住下面这个简单的道理：①复合的碳水化合物比精制糖的血糖生成指数低，也就是说粗粮的血糖生成指数比精细的白米、白面要低。②蛋白质类食物和碳水化合物类食物混合食用的整体血糖生成指数反而低，比进食单一食物引起的血糖波动小。

15. 怎么选择胰岛素注射部位

胰岛素是一种生长因子，反复在同一部位注射，会导致该部位皮下脂肪层增生而产生硬结和脂肪肉瘤，导致吸收率降低，所以要经常轮换注射部位，采用对称部位轮换的方法注射。

胰岛素注射可以选择四个部位：按照吸收速度由快到慢排列分别是：腹部、上臂外侧、大腿外侧、臀部。因为这些部位都有一层可吸收胰岛素的皮下脂肪组织而没有较多的神经分布，注射时不舒适的感觉相对较少。每个部位注射 1 周时间，轮流注射，这样可以让各个部位都得到较好的恢复，患者在轮换注射部位时要注意注射点之间相隔至少 1cm（大约成人一指宽）距离，以避免重复组织创伤，这样可以大大降低脂肪增生的概率。每日多次注射时，遵守"每天同一时间，注射同一部位；每天不同时间，注射不同部位"，或左右轮换。

16. 糖尿病患者检查血糖前要不要停用降糖药

很多糖尿病患者进行体检的时候会选择前一天停用降糖药物。认为这样测出来的血糖才是真实可靠的，其实这是错误的观点。糖尿病患者无论是去医院检查空腹血糖还是餐后血糖，都不应该停药。检查前一天晚上的降糖药和胰岛素应当照常应用，检查餐后 2 小时血糖时，当餐的药物也应当服用。我们检查血糖的目的是监测药物对糖尿病的控制情况，如果停药后再去测量血糖则会适得其反，不能准确反映病情，严重时可造成血糖波动，加重病情。

17. 糖尿病患者早起测空腹血糖前要不要吃药

空腹血糖是指晨起早餐前测定的血糖（至少 8 小时不进食碳水化合物，或者含有能量的饮品），因此我们在测定空腹血糖之前不能进食，但是可以喝水。测量空腹血糖前能否正常吃药呢？根据药物的种类可分为以下两种情况：如果是口服降糖药物，测定空腹血糖的时候不能服用，因为降糖药与进餐的时间间隔不能太大，单纯吃药而不正常进餐的话容易造成血糖过低，严重时候发生低血糖，甚至昏迷；但是若测量餐后血糖的话就要正常服药，这样才能准确反映出药物对血糖的控制情况。其他不具有升高或降低血糖的口服药物，可以正常服用。如降压药是不影响血糖监测的。

18. 高血糖和低血糖哪个危害更大

高血糖和低血糖都会对人体造成伤害，不少患者认为高血糖比低血糖危害大，把血糖控制在一个较低的水平，这是一个错误的认识。高血糖对人的危害是逐渐地损伤血管。从血管开始损伤，到出现心脑大血管疾病是需要时间的，对一般糖尿病患者来说，平均大约需要 10~15 年。但是低血糖发生的危害会更快一些，大约在几秒、几十秒或几分钟之内就会导致大脑损伤。高血糖的危害是慢慢才能体现出来的。而低血糖则是疾风骤雨，在短时间之内雨水倾盆而下，很快就能看到结果。所以一定要预防低血糖的危害，因为它来得快而且更加严重。

19. 糖尿病患者到底能不能吃水果

很多糖尿病患者认为，水果含糖量高，食用后影响血糖稳定，会加重病情，不敢吃水果。其实水果中含有丰富的维生素、矿物质及膳食纤维，这些对糖尿病患者都是有益的。糖尿病患者在血糖得到良好的控制后（空腹血糖 ≤ 7.0mmol/L，随机血糖 ≤ 10.0mmol/L，糖化血红蛋白 ≤ 7.5%），可以进食水果，大可不必一概排斥。再者，各种水果的含糖量都不一样，草莓、柚子、樱桃、西瓜含糖量较低

（不到 10%），冬枣、山楂、柿子、荔枝、桂圆、甘蔗含糖量较高（约为 20%）。建议糖尿病患者尽量选择那些含糖量较低的水果；一天的水果食用量控制在 100~200g 为宜。把水果作为加餐，放在两餐之间或睡前吃；将水果所含的热量计入全天总热量之内，并从主食中扣除这部分热量，如吃 200g 橘子或苹果就要少吃 25g 主食。但如果血糖控制不理想（空腹血糖＞ 7 mmol/L）或血糖波动较大，则暂不宜进食水果，此时可将西红柿、黄瓜等蔬菜当作水果吃，等病情平稳后再做选择。

20. 糖尿病患者怎样通过药食控制血糖

（1）阴虚者可选用生地、枸杞子、玉米须、知母、玄参、葛根、山萸肉、山药、苦瓜等常用药食，主要的食疗处方包括梨汁饮、菠菜银耳汤、杞果葛粉粥、苦瓜炒瘦肉、五汁饮、麦冬生地茶、玉竹麦冬鸭、苦瓜枸杞鳗鱼球、葛根红枣绿豆汤、天冬枸杞粥、地黄粥等。

（2）气虚者可选用人参、黄芪、山药、南瓜、葛根、白术、莲子等常用药食，主要的食疗处方包括山药莲子粥、黄芪炖母鸡、韭菜煮蛤肉、天花粉山药粳米粥。

（3）气阴两虚者可选用人参、黄芪、山药、枸杞子、茯苓、生地、葛根、白术、黄精等，主要的食疗处方包括鲜怀山药玉竹炒瘦肉、花粉生地杂米饭、黄芪怀山汤、党参麦冬炖兔肉、八宝饭、菠菜根粥、长寿粥、山药南瓜粥、参杞珍、人参炖猪胰子、猪胰炒山药等。

（4）阴阳两虚者可选用肉桂、鹿角片、枸杞子、山萸肉、仙灵脾、人参、黄芪、山药等，主要的食疗处方包括参杞灵脾饮、芝麻枸杞鸡丁、怀杞肉片、杜仲核桃炖猪腰、韭菜枸杞炒鸡丁、芡实核桃枸杞饭、土茯苓猪骨汤、滋补饮等。

（5）另外，单味食疗食材如各类蘑菇、南瓜、荞麦、芹菜、绞股蓝、薏苡仁、银耳、木耳、山药等均有调节血糖的作用。

九、心脏康复

1. 什么是心脏康复

　　心脏康复是包括二级预防在内的全方位、综合的管控治疗。实施方案主要是以"五大处方"为基础，其中药物处方是基础，运动处方是心脏康复的核心内容，膳食营养处方、戒烟处方及心理处方是对心血管疾病危险因素的全面把控，从不同方面、不同层次对心血管疾病患者及高危人群实施全程干预和管理治疗。大量循证医学证据说明心血管疾病患者从心脏康复中的获益是明确的。20 世纪 80 年代的临床随机对照研究证实，心脏康复可以降低心肌梗死后患者死亡率 8%~37%，降低心血管死亡率 7%~38%。同时心脏康复在冠心病危险因素的控制方面也具有十分重要的作用，具体体现在显著延缓动脉硬化的发展进程，较好地控制血压、血脂、血糖、身高体重指数等。更重要的是有研究提示接受心脏康复治疗的急性心肌梗死患者 1 年内猝死风险可降低 45%。

2. 中西医结合心脏康复方案有哪些内容

（1）**功能评估**：包括康复前、出院前康复评估和康复运动过程中的功能评估。通过心肺运动试验、运动心功能、心理、职业评估等，制定一系列康复方案。

（2）**康复运动**：根据科学评估的最佳运动强度，按照运动处方进行康复运动。并结合气功、五禽戏、太极拳和八段锦等，运动调形，形神和谐。

（3）**心脏外治**：主要进行心脏病药物外敷、中频治疗、离子导入、平衡火罐、穴位贴敷（热罨包、耳穴）、沐足疗法、鼻吸疗法、经穴体外反搏等。

（4）**康复教育**：根据教育程序、心理调整程序和回归工作程序等，进行康复教育和心理康复。

（5）**药物治疗**：根据指南和中医辨证，实现中西医有机结合，达到药物治疗的最优化。

（6）**辨证施膳**：根据心血管营养指南、中医辨证膳食、心血管营养处方及心功能情况，制定具体的每周饮食处方或食谱。

3. 哪些心脏病患者可以进行心脏康复

稳定型心绞痛、无症状性心肌缺血、急性心肌梗死介入术后、陈旧性心肌梗死、心脏瓣膜置换术后、冠状动脉搭桥术后、慢性稳定型心力衰竭、有冠心病危险因素（如血脂异常、高血压、糖尿病、肥胖、吸烟等）的患者、心脏神经官能症等。

4. 心脏病患者做心脏康复有什么好处

可以有效控制冠心病的危险因素，延缓心血管疾病的进展，降低心血管事件的发生率和死亡率，降低再住院率及病死率，减少医疗经济投入，改善抑郁、焦虑不良状态，提高运动能力和生活质量，使患者更好地回归社会和家庭。

5. 心脏病患者运动康复三部曲

运动康复简单地说就是根据患者的心肺功能评估及危险分层，给予有指导的运动。运动处方的制定是关键。需要特别指出的是，每位心脏病患者的运动康复方案都必须遵循普遍的指导原则，根据患者实际情况量身定制，也就是个体化的原则，对所有人都适用的运动方案是根本不存在的。经典的运动康复程序包括以下三部曲：

第一步：准备活动，即热身运动，多采用低水平有氧运动，持续时间 5~10 分钟。目的是放松和伸展肌肉、提高关节活动度和心血管的适应性，预防运动诱发的心脏不良事件及预防运动性损伤。

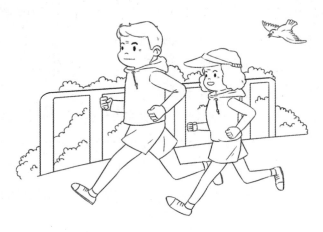

第二步：训练阶段，包含有氧运动、阻抗运动、柔韧性训练等，总时间 30~90 分钟。其中，有氧运动是基础，阻抗运动和柔韧性训练是补充。

1）有氧运动：有氧训练所致的心血管反应使心脏容量负荷增加，改善心脏功能。对冠心病患者的治疗作用是改善冠状动脉的结构和功能，促进冠状动脉侧支循环建立，代偿性地改善冠状动脉的供血供氧能力，稳定冠状动脉的斑块，增加血液流动性，减少新发病变，有益于防控冠心病的危险因素，如高血压、血脂异常、糖尿病及肥胖等。

常见的有氧训练方式有：步行、慢跑、骑自行车、游泳、爬楼梯等，以及在器械上完成的行走、踏车、划船等，每次运动时间 20~30 分钟。建议最初从 20 分钟开始，根据患者的运动能力逐步增加运动时间。运动频率 3~5 次 / 周，运动强度须在专业医生的心肺功能评估下制定。运动强度将随着体能改善而逐步增加。

2）阻抗运动：冠心病患者的阻抗运动形式多为阻抗力量训练，即一系列的中等负荷、持续、缓慢、大肌群、多次重复的阻抗力量训练，常用方法有哑铃、杠铃、运动器械及弹力带。其中弹力带便于携带、不受场地及天气变化的影响，特别适合基层使用。

3）柔韧性训练：保持躯干上部和下部、颈部和臀部的灵活性、柔韧性尤其重要，如果这些区域缺乏柔韧性，会增加颈肩腰背部慢性疼痛的危险。老年人柔韧性普遍差，导致日常生活活动能力降低。因此，柔韧性训练对老年人也很重要。

第三步：放松运动，有利于运动系统的血液缓慢回到心脏，避免心脏负荷突然增加而导致心脏事件的发生。因此，放松运动是运动训练必不可少的一部分，放松方式有慢节奏有氧运动或是柔韧性训练，根据患者病情轻重可持续 5~10 分钟，病情越重放松运动的持续时间宜越长。

运动康复注意事项：饭后 1 小时着舒适衣服、轻便运动鞋遵康复处方在适宜场地进行，运动过程切记用力时呼气，放松时吸气，不要憋气，避免 Valsalva 动作。运动过程如有胸痛、胸闷、汗出、头晕、心慌等不适，应立即停止当前活动并原地休息，及时与医生联系。

6. 心脏病患者如何掌握运动强度

运动强度是运动处方中最重要的核心因素，过高过低的运动强度都不好，因此运动处方的制定需要精准评估心肺运动。通过心肺评估功能和评估试验制定出合适的运动强度，适当的运动强度以患者主观感觉不累或稍累的程度即可。

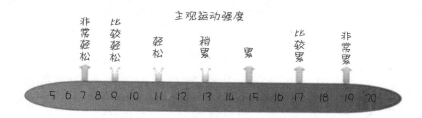

7. 如何使你的心脏保持年轻

体育活动对保持心脏健康极其重要。研究显示，每周跑步 1 小时或更长时间可使患心脏病的风险降低 42%；每天快走 30 分钟可使患心脏病的风险降低 18% 并可使患中风的风险降低 11%。步行上班是实现这一运动量的有效方法。

科学家指出，如果不运动，肥胖、体重超重以及患糖尿病和高血压的风险就会增加，会加快心脏衰老。经常性运动有助于减缓心脑动脉变窄的进程，提高高密度脂蛋白（"好"胆固醇）水平，维持正常血糖水平。

均衡饮食对保持心脏健康也很重要。均衡饮食包括食用适量水果、蔬菜、谷物、瘦肉、鱼、豆类以及低脂和脱脂产品。建议食用不饱和软性人造黄油和食用油，如葵花籽油、玉米油、油菜籽油和橄榄油。

戒烟有助于保持心脏年轻，因为戒烟能维持"好"胆固醇水平，降低血凝固水平，降低血管突然阻塞的概率。研究显示，吸烟会大大缩短寿命，不吸烟者可比吸烟者多活大约 8 年。即使被动吸烟，患冠状心脏病的风险也会增加 25%~30%，甚至短时间吸二手烟对心脏血管系统也会有不利影响，增加心脏病突发的风险。

8. 做了冠脉支架植入术后，还可以像之前一样工作吗

支架植入术后的患者能否上班以及什么时候可以恢复上班，要具体根据心脏的功能和体力的恢复情况，以及工作内容而决定。不可急于求成，要循序渐进，同时要经常和自己的主治医生交流病情、征求康复方案和意见。

工作中会产生很多的压力（包括一些琐碎细小的事情），可能会导致患者心脏病发作。有研究结果证实，随着每天平均劳动时间的增加，急性心肌梗死的危险度也同时增加。因此，重新恢复工作需要格外谨慎。

应尽量避免加重心脏负担的工作内容，如消耗体力的劳动、紧张兴奋的工作、经常加班的工作、赶时间的工作及不规律的工作等。必要时调换工作岗位。

上班时要提早出门，路上不要着急赶时间，每天尽量走相同的

路线上班。刚开始恢复工作的时候，尽量调整上班时间，避免人多的高峰时段。

刚开始恢复工作要循序渐进，从每天工作较短时间开始。要注意工作中间的休息，要用自己适应的节奏去工作，尽量避免加班和喝酒应酬。

遇到出差或出远门的情况要得到心脏康复医生的评估和许可，事先了解一下出差地的气候，带足药品。如果出现任何不舒服症状，如胸闷、胸痛、憋气、气喘、大汗出、面色苍白等，要果断立即暂停工作，原地休息，必要时舌下含服硝酸甘油缓解心绞痛，如5分钟仍未缓解，立即到就近医院就诊。

9. 心脏病患者怎样进行睡眠康复

（1）针灸治疗：

辨证选穴位：主穴选神门、三阴交。配穴：多梦易醒者加心俞、脾俞、厥阴俞；急躁易怒者加肝俞、间使、太冲；脘腹胀满者加胃俞、足三里；头晕耳鸣者加肾俞、太溪；善惊易恐者加胆俞、大陵、丘墟。

（2）推拿疗法：

治疗以补益心脾、滋养肝肾为主；掐四神聪，斜推枕后，推前臂三阴，揉劳宫穴，横摩腰，团摩脐周，拳揉背部，揉三阴交，按神门。

（3）饮食疗法：

1）莲子心30g，水煎，酌放盐，睡前服用。

2）百合30g，瘦猪肉200g，切成块，共煮烂熟，加盐调味食之。

3）干桂圆肉200g洗净，置酒瓶中，入白酒400mL，密封瓶口，每日震摇 1 次，半月后可饮用，每日 2 次，每次 10~20mL。

（4）**体育疗法：**

1）太极拳：每日 2 次，早晚各 1 次。

2）八段锦：最好床上、床下八段锦一起练，早晚各 1 次。

3）甩手：每日 2 次，每次 300~500 次。

（5）**气功疗法：**气功治疗主要是通过调意、调息、调身，使脏腑功能协调，气血调和，阴阳平衡，心神安静，达到消除大脑皮层由于紧张和疲劳所形成的病理性兴奋灶，纠正自主神经功能紊乱的目的。练功的姿势、功法和要领要特别注意，全程需要腹式呼吸，呼吸以深、长、匀、细为原则，呼气时吐"呵"声，但不出音。早晚各 1 次，每次 30~60 分钟，晚上练功后用温水洗脸、洗脚。

（6）**娱乐疗法：**回归自然，放松心情是本法的关键，可以赏花、钓鱼、陪小孩玩乐。

（7）**心理疗法：**心理因素是失眠的主要病因，思考、紧张、焦虑、恐惧、忧伤等精神情感活动均可直接影响大脑皮层功能，致使调节失常，兴奋与抑制出现紊乱，从而产生失眠。这类人群性格特征为：多思多虑、敏感多疑、喜欢安静的生活，生活方式简单，不善自我排解忧愁，孤僻内向，不易与人交流思想。中医认为情志失调是主要病因，情志所伤，阴阳不调，五脏六腑功能失去正常作用，故心神不宁，治疗应以疏肝宁心为主，调理阴阳、脏腑，特别要重视心理开导，用疏泄之法治疗。

10. 心血管病患者的食疗保健推荐有哪些

（1）**杏仁：**预防血小板凝结。研究发现，即使每周只吃一次坚果，也能减少 1/4 患心脏病的风险，其中特别推荐杏仁。吃法：将杏仁磨成粉状，拌入沙拉、菜中，不但增加口感，也有利于营养吸收。

（2）薏仁：降低胆固醇。薏苡仁降胆固醇效果不输燕麦。它属于水溶性纤维，可加速肝脏排出胆固醇。吃法：将薏苡仁煮成饭吃。

（3）黑芝麻：防止血管硬化。黑芝麻中的不饱和脂肪酸，可以维持血管弹性，预防动脉粥状硬化。吃法：嚼碎。芝麻的营养成分藏在种子里，必须要咬碎吃才好。

（4）黄豆：降低胆固醇。黄豆含多种必需氨基酸及纳豆激酶，可促进体内脂肪及胆固醇代谢，十分适合素食者当主食。吃法：先将黄豆在热水中泡 4 小时，再换水煮。这种做法可将黄豆中容易产气的多糖体溶解出来，不易胀气。

（5）菠菜：预防心血管疾病。菠菜富含叶酸，比其他营养补充剂更能有效预防心脏病。吃法：保存叶酸的最好方式是大火快炒，营养价值能保留最多。

（6）木耳：抗凝血。研究发现，木耳含九种抗凝血物质，与洋葱、大蒜效果类似。吃法：将干木耳用水泡开，洗净切丝，用热水烫一下，撒上姜丝、糖、白醋、酱油凉拌。

（7）海带：预防血管阻塞。海带属于水溶性纤维，可加速胆固醇排出体外，还能预防动脉硬化。吃法：海带本身含钠，吃时要少加调味料。

（8）芹菜：降血压。芹菜所含的芹菜碱，有保护心血管的功能；叶子的维生素 C 含量比茎高。吃法：选择嫩叶，用热水烫一下，做凉拌菜或沙拉均可。

11. 针灸、按摩哪些穴位可以治疗心血管疾病

　　针灸、按摩疗法是中医传统治疗方法之一，心绞痛患者可选择专业医生进行针灸，配合中药治疗来缓解心绞痛症状，改善心肌缺血。治疗可选用这五个主穴：内关、神门、膻中、心俞、厥阴俞。

　　（1）**内关穴**：位于掌后横纹上二寸、两筋间，与外关相对。取穴时，将右手三根手指头并拢，把三根手指头中的无名指，放在左手腕横纹上，此时右手食指和左手手腕交叉点的中点，即是内关穴。内关穴是手厥阴心包经的常用腧穴，可涤痰开窍，宽胸理气，和胃降逆，养心安神。针刺或点揉两侧内关穴各1分钟可强心，调节心律、缓解胸闷憋气等不适症状。

　　（2）**神门穴**：位于腕部，腕掌侧横纹尺侧端，尺侧腕屈肌腱的桡侧凹陷处，点揉神门穴能够松弛过度紧张焦虑的中枢神经，扩张冠状动脉，增加冠状动脉血流，益气血、安神养心。

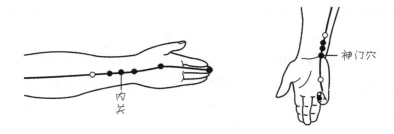

　　（3）**膻中穴**：位于胸部，在前正中线上，平第4肋间两乳头连线的中点。具有活血通络、宽胸理气、止咳平喘的功效。主治胸闷、胸痛、心烦、咳嗽、气喘等胸中气机不畅的病症，以及少乳、乳痈等产后病症。

　　（4）**心俞穴**：位于人体的背部，第5胸椎棘突下，后正中线旁开1.5寸。具有宁心安神、调和营卫的功效。临床上主要用于治疗心

痛、心悸、惊悸、咳嗽、吐血、失眠、健忘、神经症等病症。

（5）**厥阴俞：**位于人体的背部，第4胸椎棘突下，后正中线旁开1.5寸。具有宁心安神、理气调血、宽胸理气、活血止痛的功效。临床上主要用于治疗心绞痛、心肌炎、风湿性心脏病、心外膜炎、神经衰弱、肋间神经痛、胃炎、齿神经痛等。

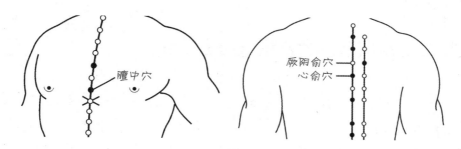

以上五个穴位也可以进行按摩治疗，患者平时在家中可以自己或请家人帮助按摩这五个穴位。

具体按摩方法及要领如下：患者仰卧或俯卧，医者或家人坐其一侧，用一手拇指或中指螺纹面着力，定在以上穴位上，其余四指轻抚体表或握空拳，腕关节轻轻摆动，或小幅度环旋转动，使着力部分带动该处的皮下组织做反复不间断、有节律的轻柔缓和的回旋揉动。按揉以穴位处酸胀、可耐受为度。

12. 心血管疾病的药膳食疗方案有哪些

心血管疾病常见辨证膳食及推荐如下：

（1）**气虚血瘀证：**饮食宜甘温，忌生冷厚腻之品。宜食补益心肺、活血化瘀之品，如莲子、大枣、蜂蜜、花生等。可选食红糖银耳羹等。

（2）**气阴两虚血瘀证：**饮食宜甘凉，忌食辛辣、温燥、动火之食物。宜食益气养阴、活血化瘀之品，如山药、银耳、百合、莲子、枸杞子等。

（3）**阳气亏虚血瘀证**：饮食忌生冷、寒凉、黏腻食物。宜食益气温阳、化瘀利水之品，如海参、鸡肉、羊肉、桃仁、木耳、大枣、冬瓜、玉米须等。可选食莲子山药饭等。

13. 心血管病患者常用中药足浴组方

通过中药足浴可以促进末梢血管扩张，保证组织供氧，改善冠状动脉供血情况，促进侧支循环的形成和发展，降低神经兴奋性，增强心脏功能，改善脂质代谢，缓解症状及延缓病变的发展。常用的足浴组方推荐如下：

（1）**冠心病心绞痛发作期处方**：薤白 30 克、瓜蒌 30 克、半夏 30 克、白胡椒 10 克、细辛 10 克、丹参 30 克、乳香 10 克、没药 10 克、冰片 10 克，以上药物加水 2 000 毫升煎成 1 000 毫升，去渣后倒入足浴盆，睡觉前浸泡双足 30~40 分钟，水温不超过 42 摄氏度为宜。

（2）**冠心病心绞痛缓解期处方**：黄芪 30 克、党参 20 克、麦冬 20 克、茯苓 20 克、丹参 30 克、当归 20 克、桂枝 10 克、川芎 15 克、益母草 30 克、山楂 15 克、远志 20 克、化橘红 10 克，以上药物加水 2 000 毫升煎成 1 000 毫升，去渣后倒入足浴盆，睡觉前浸泡双足 30~40 分钟，水温不超过 42 摄氏度为宜。

（3）**高血压病处方**：罗布麻叶 15 克、杜仲 6 克、牡蛎 15 克、夜交藤 10 克、吴茱萸 10 克，或桑叶、桑枝、茺蔚子各 15 克，或钩藤 40 克、夏枯草 30 克、桑叶 20 克、菊花 20 克。以上药物加水 2 000 毫升煎成 1 000 毫升，去渣后倒入足浴盆，睡觉前浸泡双足

30~40 分钟，水温不超过 42 摄氏度为宜。

（4）艾叶：艾叶 20 克，用纱布包好放到锅里用水烧开，先熏脚，水温 40~50 度的时候再把双脚放入水中泡脚，可祛风寒、温经止痛，水温不超过 42 摄氏度为宜。

（5）**气虚足浴配方：**党参 15 克、黄芪 20 克、白术 15 克，加水煎煮后倒入足浴盆内泡脚 30 分钟，每日一次。

（6）**血虚足浴配方：**当归 20 克、赤芍 15 克、红花 15 克、川断 15 克，加水煎煮后倒入足浴盆内泡脚 30 分钟，每日一次。

（7）**治头痛配方：**白附子 10 克、川芎 20 克、白芷 20 克、细辛 10 克、葱白 5 根，加水煎煮后倒入足浴盆内泡脚 30 分钟，每日一次。

（8）**失眠配方：**磁石 60 克、丹参 20 克、远志 15 克、夜交藤 30 克，或酸枣仁 20 克、远志 20 克、合欢皮 10 克、朱砂 5 克水煎去渣，加热水至 3 000 毫升泡脚，每晚睡前一次。或吴茱萸 40 克，米醋（白醋）适量。用吴茱萸煎汁，加入温水，再加入米醋，配合足浴盆浸泡双足 30 分钟，每晚睡前一次。

十、脑卒中

1. 什么是脑卒中

脑卒中是一种突然起病、由于脑的供血动脉突然堵塞或破裂导致的脑部病变。其特点是突然发病，来势凶猛，变化很快，就像自然界的风一样"善行数变、变化莫测"，因此古代医学家也把它称为"中风"。其可分为缺血性卒中和出血性卒中，前者包括脑梗死、脑栓塞及短暂性脑缺血发作，后者包括脑出血及蛛网膜下腔出血。发病的症状有：①身体一侧的脸、手臂、腿，突然发麻或无力。②突

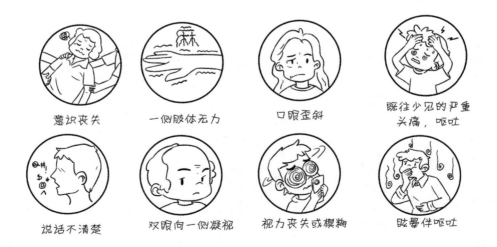

意识丧失　　一侧肢体无力　　口眼歪斜　　既往少见的严重头痛，呕吐

说话不清楚　　双眼向一侧凝视　　视力丧失或模糊　　眩晕伴呕吐

然发作的意识混淆、口齿不清或说话困难。③突然单眼或双眼出现视力模糊或看不清楚。④突然无法行走、眩晕、恶心、呕吐、失去平衡或无法协调。⑤突然发作不明原因的严重头痛。⑥其他较少见的中风症状有：突然性恶心、发热及呕吐（可以根据发作的时间和病毒性感染疾病进行区别，如时间是几分钟、几小时还是数天）；短暂的丧失意识或一小段时间的意识不清（昏倒、意识混淆、抽搐或昏迷）。

2. 脑卒中常见类型及症状

（1）**缺血性卒中（脑梗死）：** 因脑血管本身病变造成血管狭窄或其他部位血管内的血块、硬化块、细菌赘生物、脂肪块、气泡等物质被血流冲落形成栓子，导致脑组织坏死和功能丧失。常见的有脑血栓及脑栓塞。

（2）**出血性卒中（脑出血）：** 因脑血管破裂，血液流入脑组织形成血块压迫脑组织，常见有脑出血和蛛网膜下腔出血。

（3）**短暂性脑缺血发作（TIA）：** 又称"小中风"，因脑血管一过性或短暂性缺血，引起相应供血区脑组织神经功能损伤或视网膜功能障碍，一般在 24 小时内可完全恢复，不会留下任何后遗症。但需要重视的是 TIA 患者在第一年内的脑卒中发病率较一般人群高 13~16 倍，5 年内仍有 7 倍有余。

3. 脑卒中的现状

脑卒中是我国居民首位的死亡原因，也是成年人残疾的首位病因。据统计，我国每年发生脑中风患者达 200 万，每年中风患者死亡人数为 120 万，发病率高达 120/10 万。现存中风患者数为 700 万，其中 450 万患者出现不同程度劳动力丧失和生活不能自理的情况，致残率高达 75%。国内有学者在对临床资料分析后发现，在门诊就诊的脑卒中患者中，约 40% 为复发病例，25%~33% 的脑卒中患者有极大可能在 3~5 年内再次发作。一旦发生，往往让患者和家人措手不及。《中国卒中中心报告 2020》显示，2020 年我国 40 岁及以上人群中患脑卒中人数约为 1 780 万，给家庭和社会带来沉重负担。卫生主管部门成立"脑卒中筛查与防治工程委员会办公室"进行专项管理，每年用于防治的经费约 200 亿元。

4. 脑卒中的发病机制是什么

脑卒中的发病机制主要分为两个方面：

（1）血管破裂导致的出血，即脑出血。脑实质出血的主要原因有高血压、脑动脉硬化、脑动脉的肿瘤。蛛网膜下腔出血由颅内动脉瘤破裂引起。脑血管长在大脑的表面，同时被蛛网膜下腔的脑脊液所包围，如果脑血管上长了一个血管瘤，像血管上长了一个泡泡，正常的血液顺着血管流，有了这个泡泡后，血液不断冲击这个泡泡，就像吹气球一样，吹到一定程度，血管就破裂了。血液就流到了蛛网膜下腔，称为蛛网膜下腔出血，此时大脑的血管就会发生问题。

（2）缺血性脑卒中是血管不通导致的脑组织缺血缺氧。缺血性脑卒中又称为脑梗死。如果脑血管不通了，那么脑血管所供应的下游的脑组织就会缺血缺氧，导致我们所说的脑梗死。脑梗死依据发病机制的不同分为脑血栓形成、脑栓塞和腔隙性脑梗死等主要类型。其中脑血栓形成是脑梗死最常见的类型，约占全部脑梗死的 60%，因而通常所说的脑梗死实际上指的是脑血栓形成。脑血栓形成后，就会堵住血管。病变血管位于脑部，病因基础主要为动脉粥样硬化，影响动脉粥样硬化产生的因素是脑梗死最常见的病因。动脉粥样硬化就像血管里面有污垢，污垢不断沉积，最后堵塞了血管。

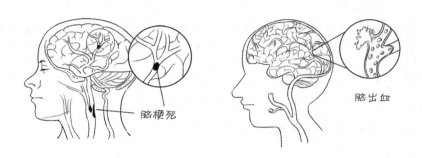

脑梗死

脑出血

5. 脑卒中发展形成的 6 个台阶

（1）第 1 个台阶：遗传因素。如果父母有脑卒中，子女就是高危人群。

（2）第 2 个台阶：如果出生之后又附加了不良的生活习惯，如抽烟、喝酒，不爱运动，就向危险迈进了一步。

（3）第 3 个台阶：加上疾病危险因素，如血压升高、血脂升高，或患有心脏病，就开始到了第三个台阶。

（4）第 4 个台阶：短暂性脑血管病发作，但这个时候可能还没有出现脑组织完全坏死。

（5）第 5 个台阶：脑卒中发作。

（6）第 6 个台阶：脑卒中复发。

一般来说，6 个台阶走完之后，迎接患者的最后一步就是死亡，很多人脑卒中复发三四次之后就会走向生命终点。

6. 脑卒中的主要危险因素是什么

（1）**高血压**：是脑卒中最重要的危险因素，70%~80% 脑卒中患者都有高血压。无论是收缩压还是舒张压的升高都是脑卒中的危险因素，对脑卒中的危险程度呈直线上升。脑卒中的发病概率与血压增高的水平相关。脑卒中的发病率随年龄的增高而增高，脑卒中的发病率、患病率的地理分布与高血压的地理分布相一致。

（2）**糖尿病**：糖尿病患者较非糖尿病人群缺血性卒中的发病时间提早 10~20 年。糖尿病患者较非糖尿病人群缺血性卒中的发病率高 2~4 倍。糖尿病不仅可以诱发、加速脑动脉粥样硬化，还可通过多个途径使脑血管血栓、栓塞的危险增加。因此，要定期检查血糖。

（3）**心房颤动**：心房颤动患者脑卒中的风险较无心房颤动患者增加 5 倍。确诊为非瓣膜性房颤的患者，有条件的医院应在监测国际标准化比值（INR）的情况下使用华法林抗凝治疗，年龄 >75 岁者，INR 控制在 1.6~2.5。

（4）**高脂血症**：血胆固醇每增加 1mmol/L，缺血性卒中风险增加 25%，尤其对年轻男性更是如此。研究表明，总胆固醇 >5.2mmol/L 者发生缺血性脑卒中的危险增高。低密度脂蛋白胆固醇 ≥ 2.6mmol/L 者发生缺血性脑卒中的危险升高。

（5）**短暂性缺血性发作（TIA）**：多数学者认为 TIA 为各型脑卒中特别是缺血性脑卒中的危险因素。大约 30% 完全性脑卒中患者以前有过 TIA 病史，约 1/3 的 TIA 患者有极高概率会发展或再发完全卒中。我国城乡两次调查表明完全性卒中患病前有 TIA 史者分别为 7.4% 及 8.5%。

（6）**肥胖**：迄今尚无研究证明肥胖是脑卒中的一个独立的危险因素，但体重的变化常与血压的变化有关，超过标准体重20% 以上的肥胖者，患高血压、糖尿病和冠心病的危险明显增加，而高血压及冠心病又是脑卒中的重要危险因素，因此可以认为，肥胖是脑卒中的间接危险因素。

（7）吸烟和饮酒：有研究资料表明，吸烟量大的男性发生脑卒中的危险几乎是非吸烟者的3倍。吸烟与脑梗死的年龄标化率呈剂量－反应关系，但女性未见这种关系。国内对农村居民脑卒中配对调查，发现缺血性卒中的危险性与对照组有明显差异，而城市居民未见类似规律。鼓励戒烟是减少脑卒中危险的措施之一。无论是急性醉酒或是慢性酒精中毒，都是对脑卒中是重要危险因素。

（8）其他因素：季节和气候。气温低的地区脑卒中患病率高，这在我国东北和日本的东北部都是如此。其他危险因素有饮食、药物及家族遗传等，有人认为饮用软水发生使脑梗死的危险增加，而硬水可能有助于钠的排出而防止高血压，减少脑卒中的发生。家族中有死于脑血管病或有高血压者，也是脑卒中发作的一个重要的危险因素。

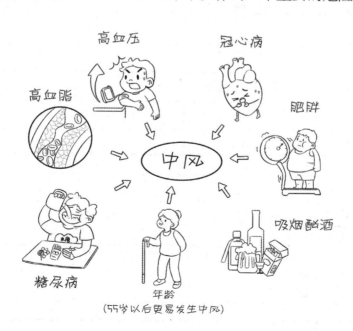

（55岁以后更易发生中风）

你是中风高危人群吗?
高危人群自测表, 你的评分=?

8项危险因素

(适用于40岁以上人群)

高血压	☐	≥140/90mmHg
血脂情况	☐	血脂异常或不知道
糖尿病	☐	有
心房颤动	☐	心跳不规则
吸烟	☐	有
体重	☐	明显超重或肥胖
运动	☐	缺乏运动
卒中家族史	☐	有
评估结果	高危 ☐	存在三项及以上上述危险因素
	☐	既往有脑卒中（中风）病史
	☐	既往有短暂脑缺血发病史
	中危 ☐	有高血压，糖尿病，心房颤动之一者

如果属于高危人群, 发生中风的概率大大增加,

牢记中风120, 关键时刻可救命!

7. 脑卒中的诱发因素有哪些

（1）**血管性的危险因素**：脑卒中发作的血管相关的因素是非常多的，主要表现在血管里面出现了血栓，当血管壁的血栓出现脱落的时候，随着血液的流动，血栓就可能引起动脉血管的阻塞，如果阻塞的是脑部的血管，那么就出现了脑卒中的情况。所以说，既往有动脉粥样硬化或是脑血管疾病的人群，以及曾经有过脑卒中的患者，出现或再次出现脑卒中的可能性非常大，需要特别注意。

（2）**血液因素**：我们大脑的血液供应非常丰富，当大脑缺少足够的血液时，就会出现一系列的病变，甚至引起缺血性的脑卒中。还有一种情况是血液的黏稠度升高，导致血液流速的降低，也会使得缺血性中风出现的概率上升。

（3）**其他疾病所引起的**：当患者既往有高血压、高血脂以及糖尿病情况的时候，出现脑卒中的风险会远远高于正常人，特别是高血压患者，在季节变换的时候，气温的改变很容易导致血管的变化。糖尿病则会加快动脉硬化的进程，助推脑卒中的发生，需要引起特别的注意。

（4）**不良的生活习惯**：①情绪不良，如生气、激动、焦虑、悲伤、恐惧、惊吓等；②生活方式，如暴饮暴食，酗酒成瘾，连续吸烟，过度疲劳，缺少睡眠；③运动不当，如超量运动，用力过猛，或做高爆发力的运动；④气候变化，如冷高压气流与暖高压气流到来时，心脑血管病发病率升高；⑤大便干燥，如大便干燥时用力排便，造成腹压升高诱发脑溢血；⑥服药不当，如降压药服用不当，血压不降或降得过低；⑦突然坐起，如老年人神经血管的调节反应性差，长时间卧床后突然起身或体位改变时，常导致脑供血不足，甚至发生中风。

8. 怎么识别脑卒中发生

脑卒中是一个急症，治疗有着严格的时间窗限制。中国脑血管病防治指南明确指出，患者发病后需立即就医，尽快到有条件的医疗机构进行诊治，以便最大限度地降低致残率和死亡率。如果发现自己、家人或旁观者出现以下症状，需立即拨打"120"急救电话，寻求医疗帮助。

脑卒中警报信号：①症状突然发生；②一侧肢体（伴或不伴面部）无力、笨拙、沉重或麻木；③一侧面部麻木或口角歪斜；④说话不清或理解语言困难；⑤双眼向一侧凝视；⑥一侧或双侧视力丧失或模糊；⑦视物旋转或平衡障碍；⑧既往少见的严重头痛、呕吐；⑨上述症状伴意识障碍或抽搐。

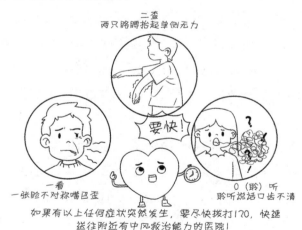

二查
两只胳膊抬起单侧无力

要快！

一看
一张脸不对称嘴巴歪

0（聆）听
聆听说话口齿不清

如果有以上任何症状突然发生，要尽快拨打120，快速
送往附近有中风救治能力的医院！

9. 脑卒中急性发作时，在救护车到达之前应该怎么做

（1）立刻拨打急救电话：脑卒中发作时，为避免不幸发生应立刻与急救中心联系。联系时一定要清楚地说明以下内容：

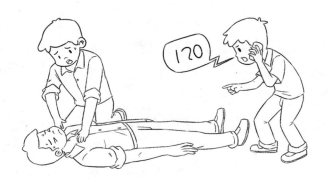

1）患者的姓名、年龄、性别。

2）患者发病的具体时间。

3）患者所在的具体位置。

4）患者发病时具体在做什么。

5）患者现在的情况：有无脉搏、有无呼吸；有无意识、有无麻痹；有无痉挛、呕吐。

6）患者是否有慢性病，如糖尿病、高血压等。

7）患者平时服用什么药物。

（2）**不可随意移动患者。**

（3）**移动时要固定头部：**当需要将患者移动到安全的地方时，一定要固定好患者的头颈部。

（4）**保持环境通风、安静：**要及时打开窗户通风，给患者足够的氧气。如果患者是清醒的，注意安慰切勿慌乱。不要哭喊或急切呼唤患者，以免给患者造成不必要的心理压力。人群不要聚集在一起，不要恐慌，要保持安静。

（5）**将患者脸转向一侧：**患者仰卧时，需要将他的脸转向一边，让麻痹的一侧在上面，防止痰液或呕吐物引起呛咳甚至窒息。侧卧时，让健侧在下面。

（6）**清除口腔异物：**如果患者带有假牙，或口腔内有痰液、呕吐物等，需要设法清除。在清除口中异物时，应在手指上缠上纱布等消毒过的物品后再放入患者口中，注意不要放得太深。

（7）**解衣扣、摘物品、宽松衣服：**解开衣服的扣子以及领带、皮带，摘掉眼镜、手表、项链等物品。如果衣服没有扣子又太紧，必要时需剪开衣服，使患者放松。

（8）**确保呼吸顺畅：**一定要保持患者呼吸顺畅，避免口鼻中有异物阻塞。

（9）**不要喂食任何东西：**如果患者不清醒，不要给患者盲目喂食任何东西，包括药物。即使患者清醒，也一定要禁食水、饮料、稀粥等，避免造成呛咳，或因误吸入气管造成窒息。

非医务人员不可擅自给患者服药。

10. 脑卒中急性期治疗

（1）**如果诊断为出血性脑卒中，**根据出血的量及部位考虑内科或外科治疗。

1）基底节出血，中等量出血（壳核出血 ≥ 30mL，丘脑出血 ≥ 15mL）可根据病情、出血部位和医疗条件，在合适时机选择微创穿刺血肿清除术或小骨窗血肿清除术，及时清除血肿。大量出血或脑疝形成者，多需外科行去骨瓣减压血肿清除术，以挽救生命。

2）小脑出血，易形成脑疝，出血量 ≥ 10mL，或直径 ≥ 3cm，或合并脑积水，应尽快手术治疗。

3）脑叶出血，高龄患者常为淀粉样血管病出血，除血肿较大危及生命或由血管畸形引起需外科治疗外，多行内科保守治疗。

4）脑室出血，轻型的部分脑室出血可行内科保守治疗；重症全脑室出血（脑室铸型），需脑室穿刺引流加腰穿放液治疗。

（2）**如果诊断为缺血性脑卒中，**主要采取下图中治疗措施。

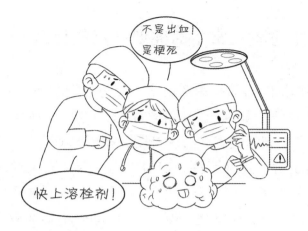

（3）**什么是静脉溶栓治疗**：静脉溶栓治疗是指通过药物把堵在脑血管内的血栓溶解掉，从而使闭塞血管再通，及时恢复血供，是减少缺血脑组织坏死的一种有效的治疗手段。对于缺血性脑卒中而言，越早溶栓，获益越大。总体来说，缺血性脑卒中溶栓获益是风险的 10 倍。

（4）**溶栓的最佳时机**：目前国内溶栓使用两种药物，一是阿替普酶，溶栓最佳时间为发病 3 小时以内，最长不超过 4.5 小时；另一种是尿激酶，最长不超过 6 小时。

（5）**溶栓前需要哪些必要检查**：首先患者需要进行 CT 平扫，帮助快速区分缺血性（脑梗死、脑血栓）和出血性（脑出血）卒中。其次是相关辅助检查，包括心电图、血尿常规、血糖及其他凝血功能指标等。

（6）**哪些患者适合溶栓？**

1）出现脑卒中的症状。

2）症状出现小于 4.5 小时（尿激酶溶栓可延长至 6 小时）。

3）年龄≥ 18 岁。

4）患者和家属签署知情同意书。

如果是大血管阻塞，可以动脉溶栓或使用支架取栓把血栓拉出来，或使用特殊导管把血栓抽出来。发病时间越长抢救的机会就越小。

11. 脑卒中患者日常生活需要注意些什么

（1）**保持愉悦的心情**：稳定情绪，避免过于激动和紧张、焦虑。树立战胜疾病的信心和勇气，因精神状态不同，预后则显著不同。应保持心情平和，充满笑容，心胸开朗，积极面对生活。

（2）**保持良好的生活习惯**：定时作息，保证充足睡眠，每日坚持午休；坚持适当运动与体育锻炼，选择自己感兴趣且力所能及的活动，在运动时，患者应掌握"度"，以活动时不感到疲乏为宜，如散步、跳舞、打太极拳等，避免过度劳累。

（3）**保持室内温度**：维持相对恒定室温，最好控制在 20℃左右，夏季使用电扇及空调时，应避免直接吹风，注意室内外温差不宜过大，在秋冬季节应注意防寒保暖。低气温会促使血液中纤维蛋白原含量增加，血液浓度增高，导致血栓形成，也可以使外周血管紧张度增加，血压升高，增加脑卒中的危险。

（4）**合理安排膳食**：每日饮食应多样化，保证新鲜蔬菜和水果的摄入量。食盐限量在 6 克 / 天以内。建议多吃蔬菜、水果（富钾食物）、坚果、豆类及五谷杂粮食物；常吃大蒜；少吃红肉（猪、牛、

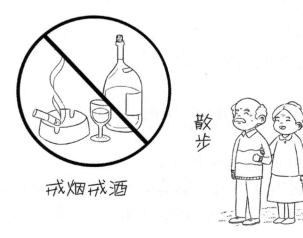

戒烟戒酒　　　散步

羊肉），多吃白肉（鱼类与禽类），尤其鱼类为优；烹饪时用植物油（含不饱和脂肪酸）代替动物油（含饱和脂肪酸）和各种人造黄油，尤其提倡用橄榄油，即所谓地中海饮食。研究发现地中海饮食可以降低胆固醇的沉积，减少患心脏病的风险，还可以保护大脑免受血管损伤，降低发生中风和记忆力减退的风险。

（5）**戒烟戒酒：** 吸烟者应戒烟，不吸烟者应避免接触二手烟。饮酒应适量，不酗酒。不饮酒者不提倡用少量饮酒的方式预防心脑血管疾病。

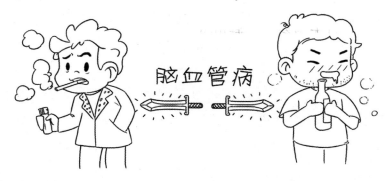

（6）**保持大便通畅：** 避免便秘时过度用力。人在排便的时候腹压会升高，进而导致血压升高，动脉管腔中的斑块就会在双重压力作用下，移动到脑血管较细的地方，从而导致堵塞，发生脑卒中。

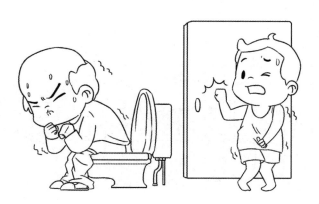

12. 脑卒中患者可以进行重体力劳动吗？如何掌握活动量

对于脑卒中患者，好转后也不推荐进行重体力劳动，容易导致机体的疲劳，另外也不利于后遗症的恢复等。可以从事一般的体力劳动，患者能否完成体力劳动，还要看患者脑卒中损伤的程度，有无遗留明显的后遗症。如果患者存在后遗症状，肢体瘫痪无力，则对日常生活都有可能产生影响，无法进行工作。如果症状和瘫痪程度极轻，或者仅累及言语功能，或仅有感觉障碍，则不影响一般的劳动。

脑卒中患者进行适量的运动可以预防脑卒中的复发，但运动时需要在自己能力范围内循序渐进，持之以恒，不能急于求成。不要进行要求爆发力或过于剧烈的运动，尤其是竞争性强的运动；不要进行高强度的力量训练。每次运动前要有准备活动，运动后要有整理活动。避免运动突然开始，突然停止。如果气候异常，如炎热或寒冷的天气，应尽量避免室外运动，并适当减少当日的活动量。身体状况欠佳时，如感冒或有明显的疲劳感等，应暂停运动，不应勉强

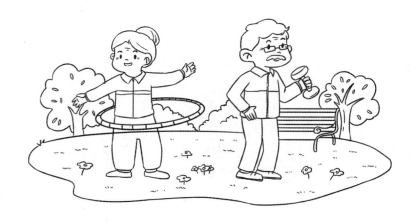

进行。要在症状和体征消失两天以上再恢复运动。如果在运动过程中出现胸闷、胸痛、憋气、头晕、无力等不适症状，应立即停止活动。

饭前、饭后半小时内不要进行高强度运动。运动后不要立即进行热水浴，休息30分钟以上再用温水淋浴。要选择合适的时间进行锻炼，凌晨至上午是脑卒中的高发时段，过早起床出门锻炼，寒冷的天气不但容易引发脑卒中，而且剧烈的运动会使血液流向四肢肌肉，导致脑部供血减少，更易诱发缺血性脑卒中。

适当的体力活动可以激发中枢神经的活动，使大脑血流量增加，供氧增加，脑力增强，思维敏捷，并可解除神经紧张和焦虑，有助于睡眠。锻炼使心肌有力，全身血液供应充沛；还能促进胃肠道的分泌和蠕动功能，预防和治疗习惯性便秘。

13. 脑卒中患者情绪波动大正常吗

脑卒中患者易出现情绪波动。脑卒中后，有将近1/3的患者可伴有情绪障碍，因为情绪的稳定是与大脑结构和功能高度相关的。脑卒中导致大脑结构和功能的显著破坏，这是脑卒中后抑郁发生的生物学基础。另外，脑卒中后情绪障碍的发生与神经功能受损程度密切相关。同时发病后患者身体的残疾，各种躯体的不适，社会生活角色的转换对患者心理是一个巨大的打击和创伤，患者丧失了工作能力，甚至生活难以自理。经济上的压力、人际关系的变化、社交孤独，这些心理精神因素也会诱发抑郁的情绪。如果患者在卒中前就有过抑郁症病史，脑卒中后抑郁症会非常容易复发，这是值得患者家属警惕和关注的。

得了脑卒中后，家属更多地关注患者的肢体和语言恢复，往往忽视了患者的情绪波动。患者一旦情绪上出现了问题，往往会增加不良预后的可能，因为一旦情绪出现问题，患者会不配合治疗，不积极地去锻炼和康复，不按时服药，可能会出现自暴自弃的情况，而这些都会增加患者残疾的概率，甚至死亡的可能。所以对于脑卒中后的患者，我们要及时关注情绪上是否有波动，一旦发现患者的情绪异常，应及时地给予相应的心理治疗及药物治疗。

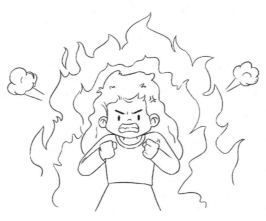

14. 脑卒中患者饮食上需要注意什么

饮食习惯与我们身体的健康状况是息息相关的。脑卒中患者应遵从"一多、二不、三低"原则，即多吃富含维生素的食物，不吃得过饱、不饮酒，低盐、低脂、低糖。

（1）限制动物脂肪，以及含胆固醇较高的食物的摄入：这些食物会使血中的胆固醇浓度明显升高，促进动脉硬化。解决办法是饮食清淡或使用植物油，如豆油、茶油、芝麻油、花生油等。

（2）限制食盐的摄入：每日食盐在 6 克以下为宜，因食盐中含有大量钠离子，人体摄入钠离子过多，会增加血容量和心脏负担，从而使血压升高，对中风患者不利。

（3）**适当补充蛋白质：**脑卒中患者的饮食中应含有适量的蛋白质，可常吃些蛋清、瘦肉、鱼类和各种豆类及豆制品，以供给身体所需要的氨基酸。一般每日饮牛奶及酸牛奶各一杯，也可抑制体内胆固醇的合成，降低血脂及胆固醇的含量。

（4）**多吃新鲜蔬菜和水果：**新鲜蔬果中含维生素 C 和钾、镁等。维生素 C 可有效降低胆固醇，增强血管的致密性，防止出血，钾、镁则对血管有保护作用。

（5）**多吃含碘丰富的食物：**海带、紫菜、虾米等食物对于脑卒中患者有很好的作用，因为它们都富含碘，碘可减少胆固醇在动脉壁的沉积，有效防止动脉硬化的发生。

（6）**忌用兴奋神经系统的食物：**酒、浓茶、咖啡及刺激性强的调味品会刺激神经系统，对心脑血管不利；此外，少喝肉汤对于心脑血管系统及神经系统也有很好的保护作用。

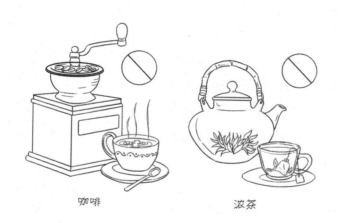

咖啡　　　　　　　　　　浓茶

（7）**注意控制食量：**脑卒中患者最好每餐都维持在八分饱的状态，以保持能量代谢平衡或轻度负平衡，绝不可暴饮暴食。中老年人对糖耐受力比较差，宜进低糖饮食。

15. 为什么说高血压是脑卒中的元凶

　　脑卒中的发生与高血压程度及持续的时间紧密相关。据统计，70%~80% 的脑卒中患者都有高血压或高血压病史。即使平时无明显症状的高血压患者，发生脑卒中的机会也比正常人高 4 倍。确诊高血压者发生脑卒中的危险是血压正常人群的 32 倍。合并有高血压的脑卒中患者，如果血压长期未得到有效控制，不仅会进一步加重病情、延长病程，同时也将严重影响患者预后、降低生存质量。脑卒中发病率、死亡率的上升与血压升高有着十分密切的关系。

　　高血压是引起中风的首要危险因素，其不仅能够显著增加脑中风的发病风险，同时也是影响中风患者预后转归的重要因素，因此对于高血压的治疗不可忽视。

　　长期持续的血压升高，可加速动脉粥样硬化。出现两种结局：第一种结局，形成动脉粥样硬化斑块，造成动脉管腔变窄或闭塞，发生脑组织的血液供应障碍而出现脑梗死；斑块的碎片脱落顺着血流进入脑动脉而造成脑梗死；斑块破裂继发血栓从而堵塞血管。第二种结局，长期的高血压造成动脉硬化，易在血管压力突然增加的情况下，使血管破裂发生脑出血。以上两种情况可能先后甚至同时出现。

　　脑卒中无论是初次发病还是再次发病，高血压都是一种密切相关的危险因素，患者血压水平高于 160/100mmHg 可使脑卒中再发的风险明显增加，得过脑卒中的患者，无论既往是否有高血压史，均需密切监测血压。

　　高血压患者得知血压升高后往往很着急，希望能尽快把血压降下来，这种想法是错误的。血压降得过快过低，会使人感到头晕乏力。合并高血压的脑卒中患者应该在不同病情阶段采用不同的降压策略。如脑梗死急性期应该保持血压在较高水平，急性期后缓慢降压，逐步达标。但对于合并脑血管狭窄的高血压患者，为保持充足的脑部供血，血压控制不宜过低；脑血管狭窄程度较重者，如果将血压降得过低，会使本已处于缺血状态的大脑进一步加重缺血，发生脑梗死。所以，对于高血压的治疗，患者应听从医生指导并将血压控制在合理水平。

16. 为什么血脂异常易发生脑卒中

血脂异常与缺血性脑卒中发生有关。研究表明，总胆固醇每升高 1mmol/L 脑卒中发生率就会增加 25%。非空腹甘油三酯水平每增加 1mmol/L，缺血性脑卒中风险增加 15%。血脂异常可导致动脉粥样硬化。如果颈动脉或椎动脉中某一条或多条血管管壁出现动脉粥样硬化斑块，就如同老化的水管子有很多锈垢，斑块的碎片一旦掉下来，就可能顺着血流进入脑动脉造成脑梗死。即使这些斑块很稳定不会掉落，但随着斑块的进展，就像水管子上的锈垢越来越大、越来越多，管腔就会狭窄，水流通过的量减少，远端的土地得不到足够浇灌就会发生干旱，人体远端局部组织得不到足够的血供就会发生梗死。实际上血脂异常也泛指包括低高密度脂蛋白胆固醇血症在内的各种血脂异常。在上述各项参数中，最需要重视的是低密度脂蛋白胆固醇（LDL-C），该指标越高，发生心脑血管疾病的风险就越大。因为它易沉积在血管壁上，逐渐形成小斑块（就是我们平常说的动脉粥样斑块）。这些斑块逐渐变大，会导致血管狭窄，甚至堵塞血管，从而对人体造成危害。血脂异常的人会导致动脉粥样硬化，进而形成血栓，构成脑卒中的危险因素，所以有血脂异常的人群应该积极控制血脂。

17. 为什么冠心病患者易发生脑卒中

　　冠心病是发生在冠状动脉，也就是心脏上的血管的问题；脑卒中指的是发生在脑血管上的问题。它们的共同基础都是高血压，当血压高的时候，它会损伤血管。此外脑和心是互相关联的，心脏是泵血的，当它出现问题的时候，泵血功能就差了，脑血管的供血肯定会差。脑是全身的调节器官，还会分泌一些激素，具有支配神经的功能，当脑出现问题时，对心脏也会有影响，所以它们两个是互相关联的，绝不会是孤立地发生。

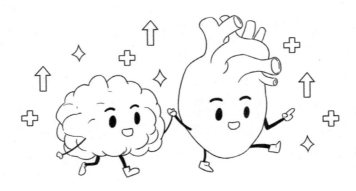

　　患有冠心病的人可使脑血管病的危险增加 2 倍，冠心病引起的左心室肥大可使脑卒中的危险增加 3 倍，心力衰竭可使脑卒中的危险增加 4 倍。急性心肌梗死是心脏血管在粥样硬化的基础上发生急性闭塞，急性心肌梗死有 15.04% 的患者可并发缺血性脑卒中，这是由于心肌受损后反射性地引起脑干血管痉挛，继而波及大脑血管发生痉挛，致使血液循环迟缓、血栓形成、缺氧及脑水肿等，临床上出现缺血性脑卒中发作。此外，心肌梗死所致的血压骤降、心内血容量减少、心律失常以及心脏内壁附壁血栓脱落的栓子进入脑血管等，均可引起缺血性脑卒中。冠心病患者心功能不全，导致脑血管循环血量减少，会让中风的风险增加，同时在血压偏高的情况下，如果血压没有得到控制也容易导致中风。

18. 脑卒中的预防怎么做

（1）**缺血性脑卒中预防服用阿司匹林**：预防心脑血管疾病，普通患者服用阿司匹林的最佳剂量是 75~100mg/ 天，小于 75mg/ 天无预防脑卒中的作用。有的阿司匹林是 100mg/ 片，有的是 25mg/ 片。那么 25mg 的需 3~4 片 / 天，100mg 的才是 1 片 / 天。

（2）**控制血压**：几乎一半的脑卒中发作和高血压有关。健康生活、监测血压、规律用药，可以帮助把血压控制在正常范围。治疗高血压对降低脑卒中的发生有很大帮助。舒张压每下降 5~6mmHg，脑卒中的危险同比下降 42%；仅仅控制收缩压，也可以将脑卒中发生率减少 1/3。高血压患者的降压目标是：原则上应将血压降到患者能最大耐受的水平，目前一般主张血压控制的目标值至少 < 140/90mmHg。

降压标准参考如下：

1）普通高血压患者的血压均应严格控制在 140/90mmHg 以下。

2）冠心病患者应降至 130/80mmHg 以下。

3）糖尿病和肾病患者应降至 130/80mmHg 以下。

4）老年人收缩压应该降至 150mmHg 以下，如果没有因为血压低而造成不舒服的表现，还可以进一步降低。

（3）**管理血脂**：超过四分之一的脑卒中与血脂异常有关。应定期进行血脂检查，采取健康生活方式或药物治疗。血清总胆固醇（TC）、低密度脂蛋白（LDL）升高，高密度脂蛋白（HDL）降低与心脑血管病都有密切关系。研究证明血清胆固醇每降低 1%，冠心病的危险可减少 2%；循证医学显示，用他汀类等降脂药物纠正血脂异常，可使心脑血管病意外事件发生率降低 20%~30%。

（4）控制血糖：定期检测血糖。糖尿病患者应控制饮食，加强体育锻炼，严格控制血糖。如同时合并高血压，应将血压控制在 130/80mmHg 以下。

（5）规律运动：超过 2/3 的脑卒中发生在缺乏运动的人身上。每周 5 天，每天 30 分钟的中等强度运动能降低脑卒中的风险。中老年人和有基础疾病患者应选择适合自己的运动种类。

（6）保持健康的体重：肥胖和超重者应通过健康生活方式、良好的饮食习惯和增加身体活动等措施来减轻体重。超过标准体重 20% 以上的肥胖者患高血压、糖尿病的危险明显增加。肥胖者缺血性卒中发病的相对危险度为正常人的 2 倍以上。随着 BMI 的增加其缺血性卒中的相对危险也随之增加。BMI 在 27~28.9 时相对危险度为 1.75，29~31.9 时为 1.90，到 32 以上时为 2.37。还有一些证据显示 18 岁以后体重增加也会增加缺血性卒中的危险。成人如果能够保证正常体重，可避免 45%~50% 的慢性病危险因素聚集，预防 10%~20% 的冠心病、脑卒中发病。

（7）戒烟戒酒：吸烟者应戒烟，不吸烟者应避免接触二手烟。饮酒应适量，不要酗酒。不饮酒者不提倡用少量饮酒的方式预防心脑血管疾病。

（8）合理膳食：几乎 1/4 的脑卒中患者饮食习惯不佳。每日饮食应多样化，保证新鲜蔬菜和水果的摄入量。食盐限量在 6 克 / 天以内。建议多吃蔬菜、水果（富钾食物）、坚果、豆类及五谷杂粮食物；常吃大蒜；少吃红肉（猪、牛、羊肉），多吃白肉（即鱼类与禽类），尤其鱼类为优；烹饪时用植物油（含不饱和脂肪酸）代替动物油（含饱和脂肪酸）以及各种人造黄油，尤其提倡用橄榄油，即所谓地中海饮食。研究发现地中海饮食可以降低胆固醇的沉积，减少患心脏病的风险，还可以保护大脑免受血管损伤，降低发生中风和记忆力减退的风险。

（9）**生活规律**：生活饮食不规律、熬夜加班、精神压力大导致高血压的患病年龄年轻化，而高血压是脑卒中最主要的危险因素。

（10）**适应气候变化**：低气温可促使血液中纤维蛋白原含量增加，血液浓度增高，导致血栓形成，也可以使外周血管紧张度增加，血压升高，增加卒中的危险性。中老年人群在秋冬季节应注意防寒保暖。

（11）**定期体检**：定期体检对于40岁以上者非常必要，一般应每年检查一次心脏功能，特别要观察有无房颤或缺血性改变，若发现房颤或缺血性病变，应及时治疗；脑血管病、高血压、心脏病、糖尿病患者最好每半年到医院做一次专科体格检查，日常注意检测血压和血糖，发现异常及时就医。早发现、早治疗心房颤动。

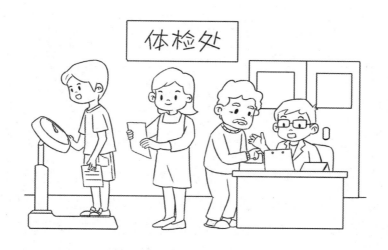

19. 脑卒中的发病与性别、年龄有关系吗

脑卒中的男性发病率稍稍高于女性患者，但是二者之间的差异并没有医学上的统计学意义。一般人脑卒中的发病率和生活压力、情绪因素及心理状态有关，女性之间的关系更加亲密，有效的沟通降低了脑卒中发病的应激因素，因而女性患者的发病率稍稍低于男性，但是差异并不十分明显。

除了性别因素，脑卒中的发病还存在着一定的年龄差异，随着年龄的增大，脑卒中的发病率也随着上升，近年来脑卒中的发病年龄有变小的趋势，推测可能和生活节奏加快、生活压力变大有关。

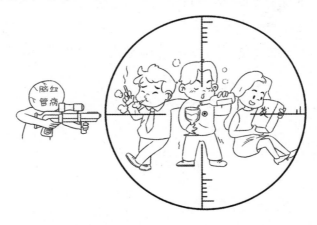

据统计，我国脑卒中平均发病年龄为 63 岁，比美国的 73 岁早 10 年。全国各级疾病预防控制机构、基层医院、基层医疗单位开展脑卒中筛查与防治工作，总结多年的筛查数据，发现我国脑卒中的患病人群特点为男性高于女性、农村高于城市；60~64 岁的人最容易患脑卒中。此外，现有的劳动力人群，即劳动年龄人口，在脑卒中患者中占 50%，这意味着在未来 20 年，我国的发病人数会成倍增长。

20. 如何保持血管年轻，远离脑卒中

血管网络是我们身体内最复杂的系统之一。它会随着生长发育变长、增粗，也会随着年龄的增长而衰老。有研究发现，在儿童时期，动脉血管的内壁上，就有细小的脂肪条纹了。这种脂纹是血液中的脂类物质沉积在血管壁上形成的，它并不会直接引起动脉硬化，就平静地嵌在血管内壁上。随着年龄的增长，脂纹会逐渐发展成为纤维化斑块、不稳定的斑块。一方面使血管硬化，另一方面也会侵占管道内空间，使血管变窄，最终进展为动脉粥样硬化。对于大部分人来说，这个过程至少需要 30 年的时间。但是，控制不佳的高血压、高血脂、糖尿病、肥胖，以及吸烟等不良生活习惯，会加速这个过程。如何保持血管年轻，远离脑卒中，要做到以下几点：①积极控制"三高"；②水果、蔬菜要足量；③正规用药；④不乱用偏方；⑤坚决戒烟；⑥定期体检。

21. 脑卒中会遗传吗

脑卒中的发生可能和遗传相关。一方面是有部分单基因病会导致脑卒中发生，称为单基因遗传病，如皮质下动脉硬化性脑病，是伴随白质病变的一种疾病，属于常染色体显性遗传的脑血管病。一般这种遗传性疾病表现为反复的脑卒中发生，且伴随着患者认知功能的下降，发病年龄也较早，多在 50 岁之前发病。遗传性脑血管病相对较少，基本占所有脑血管患者的 1% 左右。

另一方面是大部分脑卒中虽不是遗传病，但与遗传因素密切相关，患病风险较常人高。主要包括两个原因，第一个原因是在最新

的研究中，把遗传因素作为脑卒中发病的一个独立危险因素，即亲属中有人患脑卒中，则家中其他人患脑卒中的风险是正常人的两倍，亲属主要包括父母、兄弟姐妹等。第二个原因是大部分脑卒中的危险因素是可以遗传的，如高血压、糖尿病等，这些基础疾病作为脑卒中的主要危险因素，可显著增加脑卒中的患病概率。若一个人有家族性高血压病史或糖尿病病史，父母又曾患有脑卒中，则其患脑卒中风险就会大大增加。同时，由于在一个家族中环境因素相同，生活方式相同，一些不好的生活习惯可能会相互影响，如暴饮暴食、吸烟、饮酒、熬夜等，这些不良的生活习惯也会增加脑血管病的患病风险。

因此对于有脑卒中家族史的朋友，要坚持远离烟酒，避免久坐，适当运动，科学均衡饮食，积极控制高血压、高血脂、糖尿病等基础疾病，绝大多数是可以远离脑卒中，拥有健康生活的。

22. 脑卒中的后遗症有哪些

脑卒中后遗症是指患者在经过中风急性期积极抢救后，神志渐清，饮食渐进，症状改善，但仍遗留有口眼歪斜、半身不遂、言语不利等症状。脑卒中后遗症一般发生在脑卒中急性发作 2 周以后，对患者的正常生活和工作都会造成一定的影响。由于脑卒中发生的部位不同，脑组织损伤的程度不一样，导致的后遗症也不一样，临床表现也不尽相同。主要包括以下几类：

（1）**运动功能障碍**：最常见，对患者日常生活影响最大。主要包括面瘫和肢体瘫痪两大类。面瘫常表现为口歪眼斜、嘴角流涎、鼻唇沟变浅、口角轻度下垂，或伴有伸舌偏向病灶对侧；而上部的面肌不受累，因而皱眉、皱额、闭眼动作无障碍。肢体瘫痪常表现为单侧或双侧的肢体无力，重者会出现肢体全瘫，不能站立及行走，完全丧失工作能力，生活不能自理，完全依赖他人的照料，严重影响患者生活质量，给患者及家庭带来重大的经济负担和心理负担。部分患者由于病变发生在小脑，损伤小脑组织，可能会出现共济失调，或者行走无法保持平衡状态等症状，走路易摔跤，威胁患者身体健康。

（2）**吞咽功能障碍：** 危险系数最高。最常见的症状为饮水呛咳。患者常常因为存在吞咽功能障碍，而导致吃饭或饮水时出现误吸，食物或水进入肺中，易诱发肺部感染，从而危及生命。

（3）**言语功能障碍：** 是指大脑言语功能区、补充区以及人体纤维的局部损伤，从而导致口语、书面语的理解表达过程中的信号处理受损的一种言语功能障碍。包括运动性失语、感觉性失语、传导性失语、命名性失语、完全性失语、混合性失语等类型。运动性失语表现为口语表达障碍最突出，呈非流利性口语，表现为语量少，讲话费力，发音和语调障碍及找词困难；感觉性失语表现为患者听力正常，但不能理解言语，不能对他人提问或言语指令做出正确的反应；传导性失语主要表现为患者的重复叙述障碍明显，同时对语言理解能力也会有所下降；命名性失语，指患者对语言的理解正常，自发言语和言语的复述较流利，但对物体的命名发生障碍，能够叙述某物的性状和用途，但是不能正确说出该物品的名称。完全性失语患者的症状相对严重，无任何语言功能，甚至丧失理解力。混合性失语指患者的感觉性失语和运动性失语同时存在，患者会丧失朗诵和写字能力。

（4）**感觉功能障碍：** 出现在患者的患侧肢体，常为深、浅感觉的减退或者消失。主要表现为痛温觉下降，患肢的疼痛、麻木。

（5）**神经精神障碍：** 主要包括精神焦虑状态和情感抑郁状态两类。精神焦虑状态，常表现为对自身健康或其他问题感到忧虑不安，紧张恐惧，顾虑重重，常常伴有憋气、心悸、出汗等自主神经功能紊乱症状。情感抑郁状态，表现为患者经常面带愁容，自诉精力不足，易失眠。患者变得喜欢安静独处，愉快感缺失，原有的业余爱好和个人兴趣不复存在。情绪低落，思维缓慢，言语动作减少或缄默不语，对前途悲观失望，甚至有自杀念头；情感变得淡漠，对周围的事情漠不关心，表情呆板，对一般情况下能引起鲜明情感反应的事情反应平淡，缺乏相应的情感反应；部分患者出现神经衰弱症状，表现为头痛、头昏、耳鸣、失眠、易激惹等。

（6）**认知障碍**：主要表现为执行功能受损显著，患者制定目标的能力、抽象思维以及解决冲突的能力下降明显，缺乏计划性、主动性、组织性；常有近记忆力损害，表现为容易忘记刚发生的事情，远记忆可以相对保留。计算力也明显降低，经常不能进行复杂的公式计算，有时简单的加、减、乘、除也无法进行运算，易继发血管性痴呆。

（7）**其他**：如偏盲、癫痫发作等。偏盲是指由于病变部位损伤视神经，导致部分视野缺损。癫痫发作，多见于脑出血患者，这是由于出血部位累及大脑皮层，刺激大脑皮层产生异常信号，进而引发癫痫发作。

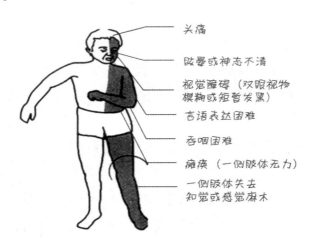

23. 脑卒中患者需要定期做检查吗

非常需要。脑卒中发生后，如果病情控制得比较好，未再复发及加重，可以一个月复查一次，然后分别在三个月、半年、一年去复查。定期复查，以便随时了解患者病情变化，这主要包括以下几个原因。

（1）脑卒中复发率高，尤其是在首次发病的 2 年内。研究发现，在门诊就诊的脑卒中患者中，约 40% 为复发病例，25%~33% 的脑卒中患者有极大可能在 3~5 年内再次发作。因此，定期的检查可以详细了解患者病情变化，及时发现患者病情进展，防止脑卒中再发及加重。

（2）脑卒中患者需要长期服用抗血小板、抗凝等药物，这些药物具有一定的副作用，对肝肾功能可能会有一定程度的损害，因此，须定期检查以了解患者的肝肾功能及其他脏器是否有损害。

（3）脑卒中患者大多伴有高血压、糖尿病、高脂血症、冠心病等基础病史，这些基础病同时又是脑卒中发作的主要危险因素，因此，须定期检查以了解这些基础疾病的控制情况，以便随时调整治疗方案及用药。

定期检查主要包括血压、血糖、血脂、肝肾功能、凝血功能等常规检验项目，以了解患者血压、血脂、血糖等危险因素是否在合理范围内，以及药物对机体有无损害，便于调整用药。对患有冠心病、颈动脉斑块等基础疾病的患者需检查心电图、心脏彩超、颈动脉彩超等相关项目以了解疾病的控制情况。复查时，医生会对患者进行整体的评估，以及下一步的康复指导，对于改善患者症状，提高患者生活质量，预防并发症等有重要意义。因此，脑卒中患者是需要定期去复查的。

24. 中医对中风发病的病因认识

（1）正衰积损（先天因素）："年四十而阴气自半，起居衰矣。"年老体弱，或久病气血亏损，元气耗伤，脑脉失养。气虚则运血无力，血流不畅，而致脑脉瘀滞不通；阴血亏虚则阴不制阳，内风动起携痰浊、瘀血上扰清窍，突发本病。《景岳全书·非风》说："卒倒多由昏聩，本皆内伤积损颓败而然。"

（2）劳倦内伤（后天因素）："阳气者，烦劳则张。"劳顿过度，易使阳气升张，引动风阳，内风旋动，气火俱浮，或兼挟痰浊、瘀血上扰清窍脉络。因肝阳暴张，血气上涌骤然而中风者，病情多重。

（3）饮食不节：长期饮食不节，致使脾胃受伤。脾失运化，痰浊内生，郁久内热，痰热互结，壅滞经脉，上蒙清窍；或素体肝旺，气机郁结，克伐脾土，痰浊内生；或肝郁化火，烁津成痰，痰郁互结，携风阳之邪，窜扰经脉，发为本病。此即《丹溪心法·中风》所谓"土生痰，痰生热，热生风也"。

（4）五志过极：情志失调，肝失条达，气机郁滞，血行不畅，瘀结脑脉；如暴怒为肝阳暴张，或心火暴盛，风火相煽，血随气逆，上冲犯脑。凡此种种，均易引起气血逆行，上扰脑窍而发为中风。尤以暴怒引发本病者最为多见。

25. 脑卒中后怎么针灸治疗

中医的针灸疗法在改善脑卒中患者肢体功能障碍、感觉功能障碍、吞咽障碍及言语功能障碍等方面均有显著疗效。主穴以脾经、肝经、胃经、肾经、任脉为主，通过针刺患侧肢体主要穴位，达到疏通患肢经络、通利关节、调和气血的作用。针刺以火针速刺、点刺为主，选取廉泉、风池（双侧）、完骨（双侧）、水沟、内关（双侧）、足三里（双侧）穴，深度为2~5mm，即刺即取不留针，松解粘连组织，促进局部微循环和局部组织再生和修复。

肢体功能障碍所致的半身不遂可以"调和经脉，疏通气血"为治疗原则，改善症状。以大肠、胃经腧穴为主，辅以膀胱、胆经穴位。初病时，仅刺患侧，病程日久后，可先刺健侧，后再刺灸患侧。取穴：上肢选肩髃、曲池、外关、合谷，可轮换取肩髎、肩贞、臂臑、阳池等穴。下肢取环跳、阳陵泉、足三里，可轮换取风市、绝骨、腰阳关等穴。对于初病半身不遂，属中风中经者，可用手足十二针，即取双侧曲池、内关、合谷、阳陵泉、足三里、三阴交共十二穴。对于中风后遗症的半身不遂，其腕踝难伸、肘膝挛急者，可用手足十二透穴。此法取手足十二穴，用2~3寸长针透穴强刺。这十二个穴是肩髃透臂臑，腋缝透胛缝，曲池透少海，外关透内关，阳池透大陵，合谷透劳宫，环跳透风市，阳关透曲泉，阳陵泉透阴陵泉，绝骨透三阴交，昆仑透太溪，太冲透涌泉。

中风不语者，以"祛风豁痰，宣通窍络"为主要治疗原则。取穴：金津、玉液放血，针内关、通里、廉泉、三阴交等。

中风闭证者，以"开关通窍，泄热祛痰"为主要治疗原则。用毫针强刺或三棱针针刺出血。可先用三棱针点刺手十二井穴出血，再刺人中、太冲、丰隆。若手足拘挛或抽搐者可酌加曲池、阳陵泉穴。

中风脱证者，以"益气固脱，回阳救逆"为主要治疗原则。多以大炷艾灸，如汗出、肢温、脉起者，再用毫针，但刺激要轻。取穴：灸关元、神阙，刺气海、关元、足三里。如患内闭外脱之证，可先取人中强刺，再针足三里、气海以调其气。

头皮针、耳针治疗中风：头皮针取穴可按《素问·刺热论》

五十九刺的头部穴位，中行有上星、额会、前顶、百会、后顶；次两傍有五处、承光、通天、络却、玉枕；又次两傍有临泣、目窗、正营、承灵、脑空。每次取7~9个穴位，交替使用，宜浅刺留针15~30分钟。此法治中风阳闭及中经络偏于邪实之证，有较好疗效。

感觉异常者，可采用耳针、头针、体针、夹脊穴等方法，其中耳针常选取肩、腕、指、缘中、皮质下、交感穴等穴位，头针以感觉区"顶颞后斜线"为主要治疗区，体针沿疼痛循行经络取穴联合阳明经取穴，夹脊穴在胸椎、腰椎旁施针。不同针刺方法可单用或联合使用，旨在调畅气血、通络止痛。此外，针刺还可与益气活血通络中药联用，配合中药内服或外用熏洗，以增强活血通络、调神止痛功效。

轻度认知障碍者，以"调神益智"为治疗原则，穴位可选百会、四神聪、四白、风池、完骨、天柱、神门、内关、人中、三阴交、太冲、丰隆、气海、血海、膈俞、足三里等。也可选用合谷、太冲、三阴交、百会、印堂、神庭、四神聪，同时根据肢体偏瘫情况选择不同配穴。

26. 中医对脑卒中的辨证治疗

中医把中风分为急性期和恢复期，急性期又可分为中经络（神志清楚）和中脏腑（神志不清：嗜睡、昏睡、浅昏迷、深昏迷）。

（1）中经络：

1）风痰瘀阻证。

症状：头晕、头痛，手足麻木，突然发生口舌歪斜，口角流涎，舌强语謇，半身不遂，或手足拘挛，舌苔薄白或紫暗，或有瘀斑，脉弦涩或小滑。

治则治法：息风化痰，活血通络。

代表方药：半夏白术天麻汤合桃仁红花煎加减。前方化痰息风，补脾燥湿，补泻兼施，用于风痰上扰，眩晕头痛，胸闷呕恶；后方活血化瘀，行气散结。

用药指导：具有息风化痰，活血通络作用的中成药可应用于此证型。

2）风阳上扰证。

症状：常感眩晕头痛，耳鸣面赤，腰腿酸软，突然发生口舌歪斜，语言謇涩，半身不遂，苔薄黄，舌质红，脉弦细数或弦滑。

治则治法：镇肝息风，育阴潜阳。

代表方药：镇肝熄风汤或天麻钩藤饮加减。前方镇肝息风，善治阴虚阳亢、肝风内动而致头晕目眩，面赤，肢体活动不利，口舌歪斜，甚则跌仆，不省人事；后者用于阳亢风动，眩晕肢麻者。

用药指导：具有镇肝息风，育阴潜阳作用的中成药可应用于此证型。

（2）**中脏腑**：该证候多见于危重阶段，需积极综合抢救。

1）痰热内闭证（阳闭）。

症状：突然昏仆，不省人事，牙关紧闭，口噤不开，两手握固，肢体偏瘫，拘急，抽搐，兼见面红气粗，躁动不安，舌红苔黄，脉弦滑有力。

治则治法：清热化痰，醒神开窍。

代表方药：羚羊角汤合安宫牛黄丸。方中主药牛黄（天然为佳）、黄连、黄芩等清热解毒，羚羊角、水牛角等清热凉血；麝香、冰片芳香开窍。

用药指导：具有清热化痰、醒神开窍或清热化痰开窍作用的中成药可应用于此证型。

2）痰蒙神窍证（阴闭）。

症状：突然昏仆，不省人事，牙关紧闭，口噤不开，两手握固，肢体偏瘫，拘急，抽搐，兼见面白唇紫或黯，四肢不温，静而不烦，舌质暗淡，苔白腻滑，脉沉滑。

治则治法：温阳涤痰，醒神开窍。

代表方药：涤痰汤合苏合香丸。方中陈皮、胆星、半夏、竹茹、石菖蒲等均具有涤痰功效；苏合香、安息香、麝香、檀香、冰片等具有开窍作用。

用药指导：具有温阳涤痰、醒神开窍或涤痰开窍作用的中成药可应用于此证型。

3）元气败脱证（脱证）。

症状：突然昏仆，不省人事，面色苍白，目合口开，鼻鼾息微，手撒遗尿，汗出肢冷，舌萎缩，脉沉细微欲绝或浮大无根。

治则治法：扶助正气，回阳固脱。

代表方药：参附汤。方中人参益气固脱；附子回阳。

用药指导：具有扶助正气、回阳固脱或益气固脱作用的中成药可应用于此证型。

（3）恢复期和后遗症期：

1）痰瘀阻络证。

症状：口舌歪斜，舌强语謇或失语，半身不遂，肢体麻木，舌紫暗或有瘀斑，苔滑腻，脉弦滑或涩。

治则治法：化痰、活血、通络。

代表方药：化痰通络汤。方中半夏、陈皮等具有化痰作用；川芎、红花、丹参等具有活血、化瘀、通络作用。

用药指导：具有化痰通络、活血通络或化痰活血通络作用的中成药可应用于此证型。

2）肝肾亏虚证。

症状：半身不遂，患肢僵硬拘挛变形，舌强不语，或偏瘫，肢体肌肉萎缩，舌红脉细，或舌淡红，脉沉细。

治则治法：滋养肝肾。

代表方药：左归丸合地黄饮子加减。左归丸功专填补肝肾真阴，用于精血不足，不能荣养筋脉，腰膝酸软，肢体不用等症；地黄饮子滋肾阴，补肾阳，开窍化痰，用于下焦虚衰，虚火上炎，痰浊上泛所致的舌强不语、足废不用等症。

用药指导：具有滋养肝肾作用的中成药可应用于此证型。

3）气虚血瘀证。

症状：偏枯不用，肢软无力，面色萎黄，舌质淡紫或有瘀斑，苔薄白，脉细涩或细弱。

治则治法：益气活血。

代表方药：补阳还五汤。方中重用黄芪益气；川芎、桃仁、红花、赤芍、当归活血。

用药指导：具有益气、活血作用的中成药可应用于此证型。

27. 预防脑卒中的日常保健方法有哪些

脑卒中日常的养生保健从心理调摄、饮食调养、起居调摄、运动保健等多方面进行。应遵循顺其自然、顺应四时、天人合一的原则。

（1）**心理调摄**：关键在于培养乐观情绪，保持神志安定。可以通过欣赏音乐、习字作画等方法进行心理调摄，寓情于物，达到身心愉悦的目的。

（2）**饮食调养**：中医认为"脾胃为后天之本"，尤为重视固护脾胃，通过饮食调摄，保持脾胃健康，做到饮食多样化，食宜清淡，食要定时、限量。

（3）**起居调摄**：做到起居规律，睡眠充足。中医提倡顺应一年四季气候消长的规律和特点来调节机体，及时增减衣物，合理安排劳寝时间，使人体与自然变化相应，以保持机体内外环境的协调统一，居住环境以安静清洁、空气流通、阳光充足、温度和湿度适宜、生活起居方便为好。注意劳逸结合，保持良好的卫生习惯，临睡前宜用热水泡脚。

（4）**运动保健**：适量的体育锻炼可以畅通气血，强健脾胃，增强体质，延缓衰老，并可调节情志，对消除孤独、忧郁多疑、烦躁易怒等情绪有积极作用。运动锻炼要遵循因人制宜、适时适量、循序渐进、持之以恒的原则，运动中应注意防止受凉感冒，避免运动损伤，防止运动过度。适合的运动项目有太极拳、气功、慢跑、散步、游泳等，也可选择中医"叩齿""导引""咽津"等养生方法。

28. 脑卒中有哪些预防用的代饮茶

（1）**肝阳上亢证**：

①菊花茶：白菊花、绿茶，开水冲泡饮服。②苦丁桑叶茶：苦丁茶、菊花、桑叶、钩藤各适量，开水冲泡饮服。③菊楂决明饮：菊花、生山楂片、草决明子各适量，开水冲泡饮服。

（2）**气血两虚证**：

①龙眼红枣茶：龙眼肉、红枣，白糖适量，开水冲泡饮服。②党参红枣茶：党参、红枣、茶叶各适量，开水冲泡饮服。亦可将党参、红枣、茶叶加水煎沸3分钟后饮用。

（3）**痰瘀互结证**：

①降脂益寿茶：荷叶、山楂、丹参、菊花、绿茶各适量，开水

冲泡饮服。②陈山乌龙茶：陈皮、山楂、乌龙茶各适量，开水冲泡饮服。

（4）肝肾阴虚证：

①杞菊茶：枸杞子、白（杭）菊花、绿茶各适量，开水冲泡饮服。②黑芝麻茶：黑芝麻、绿茶各适量，开水冲泡饮服。

29. 脑卒中常见的中医体质的预防保健有哪些

（1）**痰湿质**：对于痰湿体质的老年人饮食应以清淡为原则，多吃具有健脾、化痰、祛湿功用的食物，如薏苡仁、菌类、紫菜、竹笋、冬瓜、萝卜、金橘、芥末等。少吃肥肉、甜及油腻的食物。

推荐食疗方：薏米冬瓜汤——薏米 30 克、冬瓜 150 克。制作：薏米、冬瓜，放锅中慢火煲 30 分钟，调味后即可饮用。本汤具有健脾、益气、利湿的功效。

（2）**血瘀质**：对于血瘀体质的老年人建议多吃黑豆、黄豆、香菇、茄子、油菜、羊血、芒果、木瓜、海藻、海带、紫菜、萝卜、胡萝卜、金橘、橙子、柚子、桃子、李子、山楂、醋、玫瑰花、绿茶、红糖、黄酒、葡萄酒、白酒等具有活血、散结、行气、疏肝解郁作用的食物和茶饮、酒。少吃肥猪肉等滋腻之品。应戒烟限酒。

推荐食疗方：黑豆川芎粥。川芎 6 克、黑豆 20 克、粳米 50 克、红糖适量。制作：川芎用纱布包裹，和黑豆、粳米一起水煎煮熟，加适量红糖，分次温服。本粥具有活血祛瘀、行气止痛的功用。

（3）**气郁质**：对于气郁体质的老年人建议多吃小麦、高粱、蒿子秆、香菜、葱、蒜、萝卜、洋葱、苦瓜、黄花菜、海带、海藻、橘子、柚子、槟榔、玫瑰花、梅花等行气、解郁、消食、醒神之品；睡前避免饮茶、咖啡等提神醒脑的饮料。

推荐食疗方：菊花玫瑰茶。杭白菊 4 朵、玫瑰花 2 朵，用 90 摄氏度水沏，可以经常服用。

（4）**阴虚质**：对于阴虚体质的老年人可以多吃甘凉滋润的食物，如黑大豆、黑芝麻、蚌肉、兔肉、鸭肉、百合、豆腐、豆浆、猪头、猪髓、燕窝、银耳、木耳、甲鱼、牡蛎肉、鱼翅、干贝、麻油、番茄、葡萄、柑橘、荸荠、香蕉、梨、苹果、桑葚、柿子、甘蔗等；少吃羊肉、狗肉、辣椒、葱、蒜等性温燥烈之品。

推荐食疗方：莲子百合煲瘦肉。莲子（去芯）15 克、百合 20 克、猪瘦肉 100 克、盐适量。制作：用莲子（去芯）、百合、猪瘦肉，加水适量同煲，肉熟烂后用盐调味食用。本汤具有清心润肺、益气安神的功效。熬夜、剧烈运动、高温酷暑的工作生活环境等能加重阴虚倾向，应尽量避免。

30. 脑卒中患者常用的足浴方

（1）**中风后手足拘挛配方**：伸筋草 6 克，透骨草 6 克，红花 6 克。5 000mL 清水加上药，煎煮 10 分钟后加入温水，用足浴盆浸泡双足，每日 1 次，一个月为 1 疗程。

（2）**脑卒中恢复期或后遗症期**：瘫痪侧足肿胀，按之无凹陷，则为实胀而非肿。可予复元通络液局部熏洗患肢。常用药物：川乌 9 克、草乌 9 克、当归 15 克、川芎 15 克、红花 9 克、桑枝 30 克等，用水煎汤熏洗或泡洗肿胀的肢体 20 分钟。

复方通络液：红花 10 克，川乌 10 克，草乌 10 克，当归 10 克，川芎 10 克，桑枝 30 克。用法：以上药物煎汤取 1 000~2 000mL，煎煮后趁热以其蒸汽熏病侧手部，待药水略温后，洗、敷肿胀的手部及病侧肢体。

31. 脑卒中患者出现运动障碍怎样康复

对于脑梗死恢复期、后遗症期患者，推荐使用针刺和针药结合治疗、练习太极拳或八段锦训练改善神经功能缺损，提高肢体运动功能；推荐使用艾灸治疗改善神经功能缺损。在社区康复中，患者家属应积极参与患者康复计划，采用家庭与社区相结合的方式积极提高康复效果。现代医学针对脑梗死患者运动障碍康复建议如下：

（1）脑梗死轻、中度患者，发病24~48小时即可进行床边康复、早期离床的康复训练，训练应结合患者耐力，以短时间、多次活动等循序渐进的方式进行；身体条件允许时，开始阶段每天保持至少45分钟的康复训练，然后根据情况适当增加训练强度。

（2）卧床患者推荐进行良肢位摆放，鼓励患侧卧位，适当健侧卧位，尽可能减少仰卧位，尽量避免半卧位，保持正确的坐姿、站姿；尽早在护理人员帮助下渐进性地进行体位转移训练、坚持肢体关节活动度训练，病情稳定后尽快离床，借助器械进行站立、步行康复训练，以尽早获得基本步行能力。

（3）瘫痪患者应重视瘫痪肢体的肌力训练，在常规康复治疗基础上结合针对性肌肉渐进式抗阻训练、等速肌力训练、功能性电刺激治疗、肌电生物反馈疗法等，以提高瘫痪肢体的肌力和功能。

（4）脑梗死后痉挛首先采用保守疗法，逐渐过渡到侵入式疗法，推荐通过体位摆放、被动伸展、关节活动度训练、神经肌肉电刺激、局部肌肉震动治疗、口服药物（如乙哌立松、巴氯芬、替扎尼定）、局部肉毒毒素注射治疗以及经颅直流电刺激、重复经颅磁刺激、经皮电刺激、体外冲击波治疗等辅助治疗以缓解痉挛。

中医药常在内科常规药物治疗及现代康复技术的基础上联合针刺、艾灸、针药结合、中医传统运动、推拿等方法，以改善神经功能缺损、提高肢体运动功能。针刺旨在醒脑开窍、疏通经络，选穴应结合患者神经功能缺损症状、偏瘫恢复的不同阶段以及中医证型等因素确定，可选择头针、体针、夹脊穴等单用或联用，其中头针操作手法关键在于以不低于 100 转 / 分的速度快速捻转 2 ~ 3 分钟。"针所不为，灸之所宜"，艾灸在温通经络、调畅气机等作用上对针刺进行补充，于本能振奋阳气，于标能祛风、化痰、活血、通络，尤其针对脑梗死恢复期和后遗症期肢体痉挛患者，艾灸能够温通、濡养筋脉，促进患肢恢复。艾灸选穴常以五脏背俞穴、膈俞、督脉等为主，可采用单纯艾绒或隔姜灸、隔蒜灸等方法或联合针刺共同促进神经功能恢复。为增强疗效，也可采用益气、活血、通络药物如补阳还五汤等内服或外用熏洗联合针刺治疗。

32. 脑卒中患者出现感觉障碍怎样康复

脑梗死后感觉障碍会直接导致运动功能的下降并影响运动功能的恢复，主要包括偏瘫性肩痛、肩手综合征、脑梗死后中枢性疼痛等。针对躯体感觉障碍，现代康复医学常采用止痛药物、抗癫痫药物以及各种感觉刺激如经皮电刺激等手段促进康复。

中医药治疗感觉障碍常在内科常规药物及康复治疗的基础上联合针刺、针药结合等方法。针刺治疗可采用耳针、头针、体针、夹脊穴等，其中耳针常选取肩、腕、指、缘中、皮质下、交感穴等穴位，头针以感觉区"顶颞后斜线"为主要治疗区，体针沿疼痛循行经络，联合阳明经取穴，夹脊穴沿胸椎、腰椎旁施针。不同针刺方法可单用或联合使用，旨在调畅气血、通络止痛。此外，针刺还可与益气、活血、通络中药联用，配合中药内服或外用熏洗，以增强活血通络、调神止痛功效。

33. 脑卒中患者出现平衡障碍怎样康复

中医药改善脑梗死后平衡障碍常在内科常规药物及康复治疗的基础上联合针灸、太极拳训练等方法。针灸治疗主要以头针、体针联合艾灸形式，主穴选择以脾经、肝经、胃经、肾经、任脉为主，通过针刺患侧肢体主要穴位，达到疏通患肢经络、通利关节、调和气血的作用。中医传统运动中，现代康复医学及中医学循证证据均支持练习太极拳对平衡障碍的改善效用。

34. 脑卒中患者出现吞咽障碍怎样康复

经规范筛查后明确存在吞咽障碍的脑梗死患者，现代康复医学建议在全面临床功能及仪器评价后，结合具体情况给予口腔卫生管理、药物治疗、行为干预、神经肌肉电刺激、咽部电刺激、物理刺激、经颅直流电刺激、经颅磁刺激等治疗，但除口腔卫生管理外，其他方法的临床效用尚不能确定。中医药可在内科常规药物及康复治疗的基础上联合针刺治疗，以改善吞咽功能障碍、提高生活质量。针刺以火针速刺、点刺，选取廉泉、风池（双侧）、完骨（双侧）、水沟、内关（双侧）、足三里（双侧），深度 2~5 毫米，即刺即取不留针，松解粘连组织，改善局部微循环，促进局部组织再生和修复。

35. 脑卒中患者出现语言障碍怎样康复

脑梗死后最常见的语言障碍是构音障碍和失语。对于构音障碍患者，现代康复医学建议在客观描述的基础上，针对呼吸、发声、发音和共鸣等言语的生理学支持以及音量、语速和韵律等言语生成的全局方面进行个体化干预。对于失语患者,现代康复医学建议从听、说、读、写、复述等方面进行评价,针对性地对语音和语义障碍进行治疗,包括简单指令训练、口颜面肌肉发音模仿训练、复述训练;口语理解严重障碍的患者可以试用文字阅读、书写或交流板进行交流。中医药改善脑梗死后语言功能障碍可选用针刺、针药结合、穴位按摩、艾灸等方法,但相关临床研究的方法学质量总体欠佳。

36. 脑卒中患者出现睡眠障碍怎样康复

脑梗死相关睡眠障碍包括呼吸睡眠暂停、失眠、快速动眼睡眠行为障碍、不宁腿综合征等,其中脑梗死后失眠的发生率约为12% ~ 57%。脑梗死伴发失眠导致脑梗死致残率、复发率、死亡率均显著增加,其中死亡率增加可能与伴发失眠诱导高血压和糖尿病发生有关。针对脑梗死伴发失眠患者,在规范治疗脑梗死的基础上首选睡眠卫生教育、相关危险因素控制、认知行为治疗等非药物治疗,药物治疗推荐非苯二氮䓬类药物和褪黑素受体激动剂。对伴有焦虑和抑郁症状的患者可添加具有镇静作用的抗抑郁药;对长期应用镇静催眠药物的患者,建议采用间歇治疗或按需治疗的服药方式而非连续服药,同时建议每4周评估1次,失眠药物减停应逐步进行。

中医药治疗脑梗死恢复期、后遗症期伴发失眠患者,可在脑梗死内科常规治疗及睡眠卫生教育的基础上联合针刺、艾灸、安神类中药药枕、安神类中药沐足,行气安神类中药、宁心安神类中药内服以及中医情志治疗等,在降低神经功能缺损严重程度、提高肢体运动功能、提高日常生活能力的同时改善睡眠质量、减少睡眠觉醒次数、降低白日嗜睡程度、降低血清皮质醇含量等方面有积极作用。

37. 脑卒中患者出现心理障碍怎样康复

脑梗死后心理障碍主要是指脑梗死后患者伴发抑郁、焦虑症状，其中以伴发抑郁更为常见，发病率约为 30%。研究表明，脑梗死后抑郁与脑梗死患者死亡率的增加显著相关。脑梗死伴发抑郁药物治疗首选选择性 5- 羟色胺再摄取抑制剂、选择性 5- 羟色胺和去甲肾上腺素再摄取抑制剂等抗抑郁药。同时，心理治疗、社会支持、物理治疗等非药物治疗方法也是重要手段。

针对脑梗死伴发抑郁患者，中医药常在脑梗死内科常规治疗的基础上联合中药、针刺、中医情志治疗等方法，可在改善神经功能缺损、提高肢体运动功能的同时改善抑郁症状。中医药治疗主要以疏肝健脾安神为主要治法，轻、中度抑郁患者可采用相关中成药治疗，针刺治疗以头针和肝经取穴为主，常选合谷、太冲、三阴交、百会、印堂、神庭、四神聪，同时根据肢体偏瘫情况选择不同配穴。

38. 脑卒中患者出现认知障碍怎样康复

脑梗死后认知障碍与脑梗死高复发风险之间具有很强的相关性，脑梗死后认知障碍患者的早期发现和有效管理至关重要。血管危险因素和脑血管病变是脑梗死后认知障碍的始动环节，及早控制危险因素如高血压、糖尿病、高脂血症、高同型半胱氨酸血症等，以及针对脑梗死本身进行治疗是防治脑梗死后认知障碍的最根本措施。针对认知损害，药物治疗主要采用胆碱酯酶抑制剂（如多奈哌齐、卡巴拉汀、加兰他敏等）、非竞争性 N- 甲基 -D- 天冬氨酸受体拮抗剂（如盐酸美金刚），以及丁苯酞、尼莫地平、尼麦角林、奥拉西坦、银杏制剂等其他药物。非药物治疗中认知功能训练也是早期干预认知功能的重要手段。

中医药在脑梗死内科常规治疗的基础上联合针刺治疗，可以改善脑梗死恢复期、后遗症期合并轻度认知障碍患者认知功能。对于瘀血阻络型患者，以调神益智为法，穴位可选百会、四神聪、四白、风池、完骨、天柱、神门、内关、人中、三阴交、太冲、丰隆、气海、血海、膈俞、足三里等。对于轻、中度的脑梗死后认知功能障碍患者，也可考虑联合使用具有补肾健脑作用的中成药，如复方苁蓉益智胶囊、银杏叶类制剂、天智颗粒、养血清脑颗粒等。

参考文献

［1］中华医学会心血管病学分会介入心脏病学组.稳定性冠心病诊断与治疗指南［J］.中华心血管病杂志，2018，46（9）：680-694.

［2］国家卫生计生委合理用药专家委员会.冠心病合理用药指南（第2版）［J］.中国医学前沿杂志（电子版），2018，10（6）：1-130.

［3］中华中医药学会心血管病分会.冠心病稳定型心绞痛中医诊疗指南［J］.中医杂志，2019，60(21)：1880-1890.

［4］国家卫生健康委员会疾病预防控制局，国家心血管病中心，中国医学科学院阜外医院，等.中国高血压健康管理规范（2019）［J］.中华心血管病杂志，2020（1）：10-46.

［5］张敏州，丁邦晗，林谦.急性心肌梗死中医临床诊疗指南［J］.中华中医药杂志，2021，36（7）:4119-4127.

［6］急性心肌梗死中西医结合诊疗指南［J］.中国中西医结合杂志，2018，38（3）:272-284.

［7］李瑞杰，史大卓，姜红岩，等.稳定性冠心病中西医结合康复治疗专家共识［J］.全科医学临床与教育，2019，17（3）:196-202.

［8］中华医学会心血管病学分会心力衰竭学组，中国医师协会心力衰竭专业委员会，中华心血管病杂志编辑委员会.中国心力衰竭诊断和治疗指南2018［J］.中华心血管病杂志，2018，46（10）:760-789.

［9］冠心病中医临床研究联盟，中国中西医结合学会心血管疾病专业委员

会，中华中医药学会心病分会，等 . 慢性心力衰竭中医诊疗专家共识
［J］. 中医杂志，2014，55（14）：1258–1260.

［10］中国中西医结合学会心血管疾病专业委员会，中国医师协会中西医
结合医师分会心血管病学专家委员会 . 慢性心力衰竭中西医结合诊
疗专家共识［J］. 中国中西医结合杂志，2016，36（2）:133–141.

［11］中华中医药学会 . 中医内科常见病诊疗指南西医疾病部分 [M]. 北京：
中国中医药出版社，2008，160–264.

［12］中华医学会，中华医学会杂志社，中华医学会全科医学分会，等 . 缺
血性卒中基层诊疗指南（2021 年）［J］. 中华全科医师杂志，2021,
20（9）:927–946.

［13］国家市场监督管理总局，国家标准化管理委员会 . 健康管理保健服务
规范 :GB/T 39509—2020［S］. 北京：中国标准出版社，2020:11

［14］高长玉，吴成翰，赵建国，等 . 中国脑梗死中西医结合诊治指南
（2017）［J］. 中国中西医结合杂志，2018，38（2）:136–144.

［15］刘向哲，李雅新 . 脑健康管理的重要性及其模式探讨［J］. 医学与哲
学 (B)，2018，39（3）:78–80.

［16］中华医学会神经病学分会，中华医学会神经病学分会脑血管病学
组 . 中国脑出血诊治指南（2019）［J］. 中华神经科杂志，2019，52
（12）:994–1005.

［17］游潮，刘鸣，于学忠，等 . 高血压性脑出血中国多学科诊治指南 [J].
中华神经外科杂志，2020，36（8）：757–770.

［18］邹忆怀，马斌 . 脑出血中医诊疗指南 [J]. 中国中医药现代远程教育，
2011，5（23）：102–103.

［19］中国各类主要脑血管病诊断要点 2019[J]. 中华神经科杂志，2019
（9）:710–715.

［20］黄如训，郭玉璞 . 脑卒中的分型分期治疗［J］. 中国神经精神疾病杂
志，2001，27（1）:73–74.